ひとりでは死ねない

がん終末期の悲しみは
愛しみへ

ヴォーリズ記念病院ホスピス医師
細井 順 Jun Hosoi

風媒社

はじめに

長寿社会を迎えて、「人生百年時代」といわれるようになった。だが、自己実現に向かってさらに前進できると喜ぶ人ばかりではないだろう。介護し、介護されることを思うとき、人生のゴールまでの長い時間を喜べず、悩みは深く、頭をかかえてしまう人もいるにちがいない。

ここ数年に及ぶ新型コロナ感染症では、新聞紙上で毎日の感染者数と死者数が伝えられていた。死者数が毎日公表される事態は、まるで戦争中かと思えるほどで、「人生百年」などと呑気なこともいえなくなってしまった。

『聖書』にはこうある。「私たちのよわいは七十年、健やかであっても八十年。誇れるものは労苦と災い。瞬く間に時は過ぎ去り、私たちは飛び去る」（『旧約聖書』詩篇九十編十節）。「人生百年」というのも、人類の果てしない欲望で、神の怒りを買うだけに過ぎないのかもしれない。百年を考える手前で、『聖書』が示している七十年、八十年の人生をまずは吟味しておきたい。

私の職場はホスピスで、大雑把な言い方をすると、がん治療が困難で、生きづらさをかかえ、残された日々も限られた人たちと共に過ごしている。八十歳前後の人たちと話してみて、私の一番の気がかりは、自分の人生を自信たっぷりに語る人が減っていることである。「生きがい」や「死にがい」を思うことなく人生を終わっていく人たちに出会うことが多くなった。

高度な最先端医療に身を委ね、自分の人生を医療の成否にかけてきた人たちが増えている。自分の目で自分の足下を確かめることができないまま、死の床に就く人たちが多いのではないだろうか。

我が師柏木哲夫先生（淀川キリスト教病院名誉ホスピス長）の御著書でよく目にする言葉、「人は生きてきたように死んでいく」を、ホスピスで過ごす人たちに称賛や慰めの意味を込めて贈ってきた。

しかし、「生きてきたように」ということが自分で納得できなければ、穏やかに最期のときを過ごすことができない。死ぬ前に、もう一度、人生を振り返る時間は大きな意味を持つ。近年は、医学の進歩により治療に目を奪われてしまい、その時間が持てなくなった。

人間には死んでいく力が備わっていると思われるのだが、その力が十分に発揮されないままに死を迎える人が多くなってきた。今こそ、幸せな人生を送り納得した死を迎えるために、「死にがい」を持ちたい。

本書では、ホスピスでのお一人おひとりとの対話を思い浮かべながら、一足早く旅立った我々の先輩から教えていただいたことを皆様にお伝えしたい。私はそのこともホスピス医の大切な仕事と思っている。

死は永遠の別れといわれ、とても悲しいことである。本書ではその悲しさの意味を考えていきたい。ホスピスでみる死は悲しみだけでは終わらない。悲しみの先にあることについて語ってみたい。死を乗り越える一助になれば、先に旅立った人生の先輩への恩返しになるにちがいない。

本書を執筆するにあたり、言葉づかいで工夫したいことがある。私の職業は医師であるが、本書では病気のことは語っていない。私は不治の病を問題としているわけではなく、人間として生きることや死ぬことについて書き記した。

手元にある電子辞書は大修館書店の『明鏡国語辞典』だが、「患者」という言葉について、「主に治療する側からいう」と注釈がある。それを踏まえると、「患者」という言葉はここでは相応《ふさわ》しくない。「患者」ではなく、「病者」、「病める人」と表現したい。

他書からの引用の場合や、文脈上から「患者」とした方がわかりやすい場合以外には、「患者」という表現を極力使わないようにした。

人生を四季にたとえることがある。冬から始まり、秋で終わるというライフサイクルで語られる。「人生の秋」といえば、収穫の秋になぞらえて、過ぎし人生を振り返り、人生の実りを覚える時期である。本書では、人生を冬組、春組、夏組、秋組と四つの組に分けた。私自身は秋組であり、私がホスピスで出会う人たちは、死を間近にして過ごす人たちだから、枯れ葉が地面に落ちようとする時期で、晩秋組（晩秋期）とする。実年齢には関係なく、ホスピスで出会う病者さんたちは晩秋期とした。「ホスピスの患者さん」と記すところは、「晩秋期の病者さん」と記す。

見慣れない表現で、戸惑うところがあるかもしれないが、著者の思いを汲んでいただけたらありがたい。

これまでに出会った晩秋期の病者さんとのエピソードを『たき火のぬくもり』として紹介した。私にとっては忘れえぬ先達との一コマである。個人の特定を避けるために、仮名として、年齢、性別、病名などに変更を加えた。

『聖書』の引用は、聖書協会共同訳を用いた。

ひとりでは死ねない　がん終末期の悲しみは愛《かな》しみへ　**目次**

はじめに……1

I

1 看取られる人、看取る人……10

死にゆく人の痛み……12
死という苦しみの本質……16

2 置き去りにされた死……23

現代医療の問題点……26
最先端医療と死……29
病める人をみるということ……43

3 ホスピスを問い直す……55

ホスピス緩和ケアの広がり……57
ホスピス本流……63

ホスピスが大切にしていること……77
人はホスピスを必要としている……87
新型コロナ感染症とホスピス……95

II

1 人間の謎に迫る……108

人間とは……110
自分・自分らしさ……117
自分のごとく生きる……125

2 「いのち」について……136

ホスピスで生まれる「いのち」……138
「いのち」は通奏低音……146
私の「いのち」観……157

Ⅲ

1 がんと共に生きるあなたへ …… 168
がんとも仲良くなるために …… 170
死にがいについて …… 185
人生の店じまい …… 197

2 がんを体験した「わたし」のミッション …… 204
わが行くみち …… 207
神様のおつかい …… 225

参考・引用文献 …… 230
おわりに …… 235

I

1　看取られる人、看取る人

【たき火のぬくもり①】ワニに喰われた痛み

大谷さんは、八十歳代男性で、前立腺がんと診断され、腰の骨に転移があった。ある病院の泌尿器科から痛み止めとして麻薬系の鎮痛剤をもらっていたが、痛みはまだ続いていた。泌尿器科の定期受診の帰り道、我々のホスピスに電話をかけてきた。痛みが続くので、すぐに診てほしいというものだった。

ほどなく診察室にあらわれた大谷さんは、ベッドにじっとしていることができないほどで、「右の脇腹をワニに喰われて振り回されているように痛む」と腰に手を当てて、顔を歪《ゆが》めて呻《うめ》いていた。持ってきた画像にも、腰椎にはっきりと転移したがんが写っていた。早速入院してもらい、モルヒネの量を増やし、鎮痛補助薬といわれる薬剤も追加した。

翌日、病室を訪れると、大谷さんは、「昨日よりはだいぶ楽になった。痛みは半分くらいになり、朝ごはんも食べることができた」と話した。表情にも落ち着きがあり、会話もできるようになっていた。続けて、「私はすでに戒名をもらっている。死ぬ準備はできているが、この痛みだけはたまらない。これをなんとかしてもらいたい」と現在の困りごとを口にした。

私は、〝戒名〟という一言に大谷さんの思い入れがあると感じたので、「ほう、戒名ですか。用意周到ですね。よかったら私にも教えてもらえませんか」とうながしてみた。大谷さんは、「紙と鉛筆はありますか」と、痛みを忘れたかのように身を乗り出してきて、早速したため、一字一句を解説してくれた。悦に入った姿であった。

「なるほど、なかなか見事な戒名ですね」と私が応じると、大谷さんはさらに続けた。「私は若い時にキリスト教も勉強したことがある。『聖書』の言葉に、世の中にはこんなことを言う人がいるのかと感動したことがあった」。そこから、堰《せき》を切ったように、若い頃からの人生遍歴を一時間ばかり話した。

話の終わりには、現在の生活状況を語ってくれた。「妻を七年前に亡くし、その後息子夫婦と同居している。自室にひとりで過ごし、会話もなく、食事も息子夫婦とは別々に摂《と》っている」とのことで、哀感漂う話しぶりであった。語りが一段落したところで私は、「今日はこれくらいで失礼します」と退いた。

一夜明けて、病室を訪ねた。「今日の痛みはいかがですか」という私の問いかけに対して、大谷さんは、「すっかりよくなりました。この病院に来てキリストに出会ったようです」と、その瞳は輝き、満面の笑みであった。

（大谷さんについては拙著『こんなに身近なホスピス』で詳しく紹介している）

死にゆく人の痛み

全人的苦痛とは人生の痛みをともなう

私自身が腎がんと診断されたとき（本書207ページ「わが行くみち」）には、血尿という症状があった。排尿時にどす黒い尿線が途中で途切れてしまい、同時に痛みが走り、尿をするのが怖かった。また、それ以上に、どう表現していいのかわからないような、死に向かうという不気味さを感じた。見た目の血尿だけの問題ではなかった。がんと診断された人は多少なりとも不安、孤独、おそれを感じることであろう。

私たちが、風邪、胃腸炎、あるいはケガの場合、その時々に覚える喉の痛みや腹痛、ケガの場所に感じる痛みは、生活の痛みである。通常の日常生活に一時的な支障をきたすとしても、いずれ元の生活に戻れるという前提で過ごすことができる。

ところが、進行がんと告げられた場合には、元に戻るであろうとは簡単には思えない。治療の終わりがみえなくて生活上の工夫だけでは済まされず、「いかに生きるか、責任をとるか」を考えなくてはならない。人生の痛みをともなうことになる。がんの進行度が上がり、生命の危機が高くなるほどに、死を思わざるを得ず、人生の痛みも深くなる。

死を意識せざるを得ない人の苦しみは全人的苦痛といわれる。病者が痛みを感じているのが、たとえば腰だったとしても、腰痛からくる生活上の不便だけではなく、がんという病気を背負ったところから生まれる人生の痛みも重なっている。

ホスピスでは、全人的苦痛を四種類の痛みに分けて対策を考える。それぞれ、身体的苦痛、精神的苦痛、社会的苦痛、スピリチュアルペインと呼ばれる。この四つの痛みの要素が絡み合って、腰痛として人生の痛みが表現される。

大谷さんの場合を振り返ってみよう。身体的苦痛としては、「ワニに喰われて振り回されているように」と表現したくなる激しい腰痛をいう。精神的苦痛は、これまで薬をもらっていても改善しなかった痛みがあり、この先どうなるのだろうという不安である。社会的苦痛としては、長男夫婦と同居しながらも孤独に過ごしている家族関係の問題が挙げられる。また、大谷さんの訴えにはなかったけれど、治療が長引くことにより仕事を休まざるを得ないこと、治療費が嵩《かさ》むといったことも社会的苦痛に含まれている。

スピリチュアルペインとは、生老病死に関連した苦悩のことである。特に、死を意識したときに顕著に現れるとされる。大谷さんは、戒名をすでに用意したことで、この苦悩から逃れようとしていた。
その人が背負っている人生を背景にして、これらの四つの要素が絡み合い、「ワニに喰われて振り回されているように痛む」と表現された。
スピリチュアルペインについて、私自身は次のように考えている。スピリチュアリティを「その人が生きていくために必要な力の源」ととらえ、それが揺らいだときに感じる痛みをスピリチュアルペインとした。（拙著『こんなに身近なホスピス』に詳記した）
ホスピスでの臨床経験を重ねていくうちに、「その人が生きていくために必要な力の源」と表現した場合、それを「魂」とか「いのち」と表現してもよいと考えるようになってきた。そのことを通して、本書の後半で述べる私の「いのち」観が生まれてきた。

人生の痛みへの対処法

大谷さんは、私に「死にゆく人の苦しみ」というものをよく教えてくれた。ワニに喰われたり、キリストに出会ったりで、実に表現の仕方が上手な人だったことも幸いしている。

腰痛の背景には、日々の生活から醸《かも》し出される寂しさ、孤独感があった。泌尿器科受診のあと、家に帰っても、また同じような孤独な生活が待っていると思っただけで、痛みが何倍にもなっていたのかもしれない。

大谷さんはホスピスに入院することで、誰にも打ち明けられず、心の奥に溜まっていた滓《おり》を一気に吐き出すことができた。長男夫婦と同居していても、ひとり寂しく自室で過ごし、痛みに耐え、戒名を抱いて死を待つという人生を続けていた中で、ホスピスが、大谷さんの身体的痛みだけでなく、その背後にあるやるせない気持ちに焦点をあてたケアを心がけたことが、腰痛の解消につながったことを思わされた。

入院翌日に病者さんから「痛みが半分ある」と訴えられたら、その対処法としては、医学的に考えるならば、モルヒネなどの鎮痛薬を増量することである。決して戒名の話にはつきあわない。

私は大谷さんにモルヒネの増量はしなかった。かわりに戒名の話につきあった。これは医学的な対応ではなくて、人間学的な対応である。一代記を語り終えた大谷さんの表情がとても安らいでいた。

入院翌々日、モルヒネを増やさなくても、大谷さんの痛みはすっかり取れていたのである。大谷さんは、過去を振り返って人生を総括し、現在の苦しみを語り、未来への不安（孤独な生活）とその先にある希望（戒名）をものがたった。その結果として、腰痛として表現された痛みは取り去られたのである。

全人的苦痛に対して全人的ケアといわれる。身体的痛みを正しく評価して、それに応じた薬剤を処方することが大切なことは言うまでもない。その際、痛みについては当事者の自己評価をもとに痛みの強さを判断している。従って、その時々の心の状態で、痛みの感じ方も変わってくる。そのようなことから、病者の心の扉を開き、風を通すことにより痛みは軽減する。人生の痛みに対応することがホスピスケアである。そうすることで薬剤の増量も少なくて済む。

ホスピスで過ごす晩秋期の人たちの痛みはそのときの単なる身体的な痛みだけでなく、その人の過去、現在、未来をも含んで、その人生と絡み合いながら表現される。

死という苦しみの本質

晩秋期の人たちの深い苦しみ

前項では大谷さんとの出会いを通して、人生の痛みについて触れた。

ホスピスで過ごす晩秋期の人たちの最期の姿に接していると、生きることや死ぬことに対して私自身の死生観や人生観を改めて問われていると感じる。

死を前にして、病める人はどんなことを思うのであろうか。晩秋期の人たちの心奥《しんおう》の苦しみは、大きく二つに分けられる。一つ目は、「生きたいけれど、生きられない」ということである。そして、二つ目は、「死にたいけれど、死ねない」ということではないだろうか。

生きたいけれど

前者は、比較的若い人たちで、人生の途上でがんをわずらい、はからずも晩秋期を迎えた人たちから発せられる一言である。

・私はなにも悪いことはしていないのに、なんでこんな病気になってしまったのか。
・どうしてもっと早くに真実を告知してくれなかったのか。他にもやりたいことはあったのに。
・つらい、社会的地位を失うことはこんなにもつらいのか。まだまだやりたいことはある。
・このまま座して死を待つ心境にはなれない。だめでもともと、金に糸目はつけないので、いいと思うことはなんでもやってほしい。
・手も足も動かなくなった。こんなになったらもう人間じゃない。この苦しさは誰にもわからん。
・今までやりたいことはなんでもやってきた。なにもできなくなってこわい。
・死を宣告され、いったん受け入れ、諦《あきら》めているが、諦めきれないし、未練もある。見舞いの人がきて、適当に励ましのことばや、人は誰でも死ぬものと言われると、無性に腹がたつ。やさしくされればされるほど、先は長くないと思ってしまう。

死にたいけれど

後者の場合は、高齢者から発せられることが多い。だが、なかなか取れない痛みやだるさで片時も落ち着いた時間が過ごせないときには、若い人たちからも漏れてくる苦悩である。ホスピスで過ごす病者も年齢が高くなっているので、こちら側の言葉が多くなってきた。

・死ぬ覚悟を決めて、やっとホスピスに来ました。今さら、「なにかしたいことはないか」なんて訊《き》かないで、早く死なせてください。
・早くお迎えが来てほしいのに、ちっとも来てくれない。
・私が家族の重荷になっている。私さえいなければ、家族はもっと楽に暮らせる。早く死なせてほしい。
・もう十分苦しみました。早く終わりにしてください。注射を一本すれば済むでしょ。
・苦しくなったら楽にしてくれると約束したじゃない。どうしてそうしてくれないの。
・やることはすべてやった。もう十分に生きてきた。なんの未練もないので、はやく死なせてほしい。
・医者には、もう治療法はないと言われた。治らないなら生きていても意味がない。こんなに痛んでいたら苦しいだけで生きていても仕方ない。早く楽になりたい。

これらは人生の痛みで、特にスピリチュアルペインといわれるものである。いずれも、死の壁の前で、人生の意味や価値について再考を迫られる時に、自らの意識の中にわき上がってくるざわめきや不気味さである。

スピリチュアルペインを定義することはなかなか難しい。私には、生も死も含んだ「生きる」ということそのものの別名のように思われる。誰もが抱えている「生きる苦しみ」、「生きる悲しみ」を表現している。

スピリチュアルペインは、ホスピスケアの重要なテーマとなっている。それに対するスピリチュアルケアは死の受容の援助といえよう。

死を看取る人の苦しみ

さて、このような悲痛な叫びが晩秋期の人たちから発せられたとき、ケアにあたる私たちはどのように応じればよいのだろうか。晩秋期の人たちをケアするにあたって、私たちケアラーはどんなことに苦しんでいるのかを考えてみたい。

晩秋期の苦しみとの対比で言葉を選ぶと、「生かしたいけれど、生かせられない」、「死なせたいけれど、死なせられない」となる。

前者は、最先端の医療を受けてきたにもかかわらず、晩秋組になっているわけだ。つまり、現代医学をもってしても、病気を治すことは見込めない人たちである。見放された状況に置かれている晩秋組の人たちの本心を傾聴して、その気持ちに応えたいとケアラーが奮闘しても、「生きたい、死にたくない」という切実な願いを叶えることはできない。

後者の場合は、晩秋組の人たちの苦しむ姿を毎日みていると、本人が「死にたい」と望んでいるならば、「それももっともなこと」と思えてしまうときもある。けれども、死なせることはできない。医療者として、どのような状況にある病者に対しても、致死薬を投与して、「死にたい」という気持ちに直接応えることはできない。

将来、法制度が整って医師による致死薬の投与（積極的安楽死）が認められるようになったとしても、私にはそれはできない。生死を決めるのは神の領分で、人間には踏み込むことが許されていないと考えているからだ。

矛盾を抱えたケア

一般的な診療科では、検査、診断、治療、延命という流れがある。悪いところをみつけて、それを取り除き、元の健康状態に戻すことを目的に医療行為がなされる。致命的な病気を少しでも早く発見することに精力が注がれ、病者と医療者は同じ方向に歩むことができる。

しかし、ホスピスでは、病者の願い（「生きたい」、「死にたい」）に対してその言葉通りに応えることができない。病者が願っている方向と、医療者が目指している方向（「その人らしく人生を全《まっと》うしてもらいたい」）とは正反対なのだ。私たちは、病者の願いを叶えられないことをわかりながら病室を訪れる。このような矛盾を抱えながらケアをしているのが、我々、ホスピスケアにあたる医療者の苦しみなのである。

病気から回復して笑顔で退院する病者を見送る場合と、ご遺体を見送る場合とはまるで心持ちが違う。元気になった場合には、元気で退院できたのだから、かかわり方に反省はあるけれど、「よかったな」と安堵することができる。しかし、ご遺体を前にした時には、遺族のつらい気持ちを推し量《おしはか》り、多少なりとも悲しみに引き込まれる。「これでよかったのだろうか、もっといいケアができたのではないか」と悩みは尽きない。

死を看取る仕事は、精神的にも肉体的にも疲労が大きい。かかわればかかわるほどに死が重くのしかかる。従って、ケアラー自身がケアされることが必要である。その方法は、人それぞれであるが、ケアチームとしてお互いに支え合うこと、またもっと大きな視座からチームをしっかりと見守ることが必要である。

そうでなければ、仕事の不全感が心の底に溜まっていく。また、美しい病院理念となりふり構わぬ病院経営との二面性に幻滅し、ケアの質の低下を招き、やる気が失せるという悪循環に陥ってしまう。その結果、「燃え尽き症候群」といわれるような状態にもなっていく。

さて、矛盾を抱えながらのケアではあるが、病者の叶えられない願いを受け止めながら、病者とその場を共に過ごすということから、「いのち」が生まれると私は考えている。「いのち」に気づくことが、人間が苦難を乗り越える力となり、死をも乗り越える力になっていく。

そこには、死を看取ることからしか得られない大きな宝物が隠されている。その宝物とは、すべての人が求めてやまない「孤独からの解放」（本書87ページ「人はホスピスを必要としている」）である。

2　置き去りにされた死

【たき火のぬくもり②】ホスピスでの嘆きと安心

近藤さんは七十代前半の男性で、定年退職後は、関連会社の顧問として働いていた。ホスピスを初めて受診した時に語ってくれたことである。

ひと月ほど咳が続いていた。風邪にしては長引くので、近所の開業医を受診した。診察を終えて、「念のために」とレントゲンを撮った。そこには、ピンポン球くらいの異常な影が写っていた。近藤さんは詳しい検査が必要だと説明を受けた。開業医は、大学病院呼吸器内科宛の紹介状を持たせた。

予約日に大学病院へと向かった。呼吸器内科の医師は、肺がんの疑いがあり、さらに詳しい検査が必要だと説明した。後日、苦しい検査も受けて、やっと診断を告げられる日がきた。その日は家族同伴で来るように言われたので、近藤さんは奥さんと同行した。

予約時間が過ぎてもなかなか番が回ってこない。今日は診断が言い渡される特別な日なので、いつもよりもさらにイライラや不安が募った。自分の診療記録はちゃんと医師のところに回っているのかと疑ってみたくもなる。受付の職員に順番はまだかと尋ねたいと思うが、誰もが忙しそうで声をかけられない。待つ間にトイレに行きたくもなったが、その間に名前を呼ばれるかもしれないと思い、ついつい我慢した。

やっと順番がきた。診察室に入ると、内科医はこちらの顔色には目もくれず、早速、検査結果を伝えた。「肺がんです。手術が必要なので、呼吸器外科へ回ってもらいます」と次の行き先を指示された。考えるいとまもなく呼吸器外科を予約して帰宅した。

一週間後、呼吸器外科を受診した。診察室に入るなり、外科医から入院日と手術日を伝えられ、それまでに手術に必要な検査を受けるように指示された。短い診察時間で、医師の説明を十分理解できたわけではなかったが、その場は「よろしくお願いします」と答えるしかなかった。

家に帰って、奥さんと先々のことを話し合った。この先どうなるのかと不安な気持ちもあったが、「素人がとやかく考えても仕方ない。先生に任せて、やるだけのことはやってみよう」と手術に臨んだ。

胸腔鏡《きょうくうきょう》による手術だったので、術後は思ったほどの痛みもなく順調な経過で退院できた。その後の通院で、詳しい手術結果を知らされた。リンパ節への転移がわかり、抗がん剤を勧められた。

次は腫瘍内科医師の下で、抗がん剤治療に励んだ。一年間続けてみたが、新たに腰痛が出てきた。検査を受けたところ、腰の骨に転移が見つかった。今度は痛みを取るために放射線治療医を受診することになった。幸い、放射線治療で痛みは治まった。

しかし、近藤さんはそれからまもなくして息苦しさを覚えた。腫瘍内科医はCT検査後、肺と肝臓に転移があることを告げた。それからさらに二年間、抗がん剤の種類を変えて治療を続けた。だが、抗がん剤の効果は乏しくなってきた。だるさ、口内炎や下痢、手足のしびれなどの副作用が一段ときつくなった。

腫瘍内科医は、副作用の状態をみながら抗がん剤を続けた。しかし、三カ月後、その医師は治療の限界と緩和ケアを口にした。近藤さんは迷った。もっともっと治療したかった。インターネットで調べたら、まだ諦《あきら》めるには早いような気がした。かといって、誰に相談すればいいのか途方にくれた。

近藤さんは紹介状を持って仕方なしにホスピスを受診した。最初にがんと告げられてから、三年半が経っていた。ホスピス医のひと通りの診察が終わり、この三年半の治療中にいつも感じていた疑問をぶつけた。「これまでの先生は、パソコンを見るだけで体を診察してくれたことはなかった。自分の主治医は一体誰なのかわからなかった。誰が責任をもって治療の全体を把握しているのか疑問だった。それぞれの先生は、専門のところについては熱心に治療してくれるが、それが終わると次の先生を紹介してくれるだけで、私の疑問は誰にも相談できなかった」と胸の内を吐き出した。

一呼吸置いて、私は答えた。「大丈夫、最期まで診《み》ますよ」

「その一言が欲しかった。これで安心した。やっと相談できる先生に出会えた」と、そのとき近藤さんは胸のつかえが外れたかのようなホッとした表情だった。

現代医療の問題点

前項では、ホスピスでの死にゆく病者とのかかわりを紹介した。本項では、広い視野に立って、病者目線で現代医療の状況について考えてみたい。

多くの専門医が診てくれるけれど

現代医療はスペシャリストとかエキスパートと呼ばれる専門医が形作っている。特に、がんという病気は、集学的治療といわれ、診断の専門医から、外科治療、放射線治療、抗がん剤治療と専門医を渡り歩きながら順序立てて治療が進められていく。一人の医者が診断から治療までを請け負うことはない。病者にとって、その時々に最も相応しい専門医によって治療が進められる。科学技術が日進月歩である限り、医療の中心は医療技術の進歩を追いかけることになる。技術の数が増えると、その数だけ選択肢も増える。スペシャリストも増えていく。その中では新たな問題が生まれてくる。

病者は、常に医療者と人間的な対話をしながら、信頼できる医療者と苦悩を分かち合いたいと願っている（本書43ページ「病める人をみるということ」）。だが、専門化・細分化された医療では、病める人の全体像を掴《つか》むことができなくなった。治る可能性が高い病気であれば、一時的な関係性でも大きな問題にはならない。しかし、進行がんと診断された場合には治療が長引き、医療は病者の「生きていく」ことに大きくかかわってくる。病者と医療者が信頼関係で結ばれることが治療を続けるために大切なことである。そのことが何よりも療養生活の支えになる。そうでなければ、病者は治療への不安を拭えず、悶々として日々を過ごすことになる。治療も途切れがちになってくる。そうすると、病者―医者の関係性が悪くなって、更に治療が疎《おろそ》かになる。

ホスピス医としての私の実感では、最近では、悶々とすることさえなく旅立つ人も増えているようだ。進歩した医療に期待しすぎているのか、任せておけば大丈夫と楽観的に考えているように思われる。病者自身が「生きること」について、現実的な自分自身の問題として折々に問いかけてみる必要がある。

信頼関係が生まれない医療体制

近藤さんは専門医を渡り歩いてきたが、主治医と思えるほど深くかかわりあう医師とは出会わなかったことを嘆いた。現代医療の問題点はこういうところにある。分業化されているので、病者の全体像、人物像を把握することはなく、細切れの臓器を診る医療にとどまっている。病気になったことで生じる病者の内面的な問題に目配りをする医療体制にはなっていない。

がん治療病院にはがん患者相談を受け持つ部署もできているが、そこを利用するにしても、病者自身が自分なりに問題点の整理ができないと相談に行きづらい。定期的な診察の中でお医者さんや看護師さんが親身になって話を聴いてくれるだけで心は落ち着く。だが、現代医療では、相談は相談部門に行くことになる。医者側からみると、診療の流れを止める相談事は好まれない。

一つの病院内の各専門家が情報を共有してスムーズに連携できたらいいのだが、そもそも、病者が、「誰が主治医かわからない」と嘆くほどに院内の連携は弱いのである。病気についての書類上の連携が中心で、病者と医療者の関係性が積み上がっていくような安心感は得られないのが現状である。

ホスピスを受診して、自分が置かれた状況に気づき、自分の足下を確かめる人は多い。悲しいかな、現代の医療システムでは、病める人全体に目を配ることが十分とはいえない。

インターネット上に情報は氾濫しているが、それで悔いのないがん治療ができるわけではない。親身に寄り添う医療が難しい時代になった。

最先端医療と死

不老不死も夢でない時代も近いのだが

古来、人間は死をおそれてきた。不老長寿、不死を求める人間の欲望はとどまることを知らず、最先端医療を後押しする。歴史学者のユバル・ノア・ハラリによれば、現在は不死の研究が進められて、いずれホモ・サピエンスは、今世紀中にもホモ・デウスにアップグレードされるという。

近未来に不老不死を獲得したホモ・デウスが出現するにしても、現在のところ、人間（ホモ・サピエンス）たるもの、いつかは必ず死ぬ。不老不死を求めて最先端医療が進歩するにつれて、人間が宿命として持っている死との距離は広がってきた。最先端医療への関心が高まるほど、死を免れる方法を模索することになる。その結果、死が遙か彼方にあるように錯覚するようになった。

人間はつねに死のリスクを背負って生きているのだが、それには触れないようにして、死を置き去りにして生活している。死のことなんて忘れてしまって、気がついたときには死が間近に迫っていたということもまれではない。

死という着地点に安全に着陸するためには、パラシュートも必要ではないかと思う。しかし、そういった安全装置を身につけることなく最先端医療という高みに上らされた病者が多くなり、死という着地点が見えなくなってしまった。そのために、上空からパラシュートもつけずに、墜落するように死を迎える人たちが増えてきたように思えてならない。

二十世紀後半から生じた医療における死を巡る問題を概観し、現代の死について整理してみたい。

治る見込みのない患者の延命

医学の進歩により、一九六〇年代になると人工呼吸器が普及するようになった。その結果、脳血管障害、交通事故、致死的不整脈などで、応急処置により一命は取り止めたものの、人工呼吸や人工栄養で意識がないままに生き続けるということが生じた。脳幹部だけ残って、大脳、小脳の働きができなくなった意識のない植物状態の病者に栄養や酸素を与えたら生き続けるという事態が出現した。このような状態は、もはや人間としての人格や尊厳はなく、漫然と延命することへの是非が問われるようになった。

また、脳死という新たな死の概念が登場した。脳死とは、「脳の外傷などの原因による脳幹の損傷または脳幹を含む脳全体の損傷による状態で、患者には深い昏睡、呼吸停止、脳幹反射の消失がみられ、人工呼吸で呼吸を維持し、いろいろな治療をしても四～五日の間に心停止が起こり死亡する」状態とされる。

このような脳死患者の治療は無駄であり中止されるべきと考えられ、脳死状態からの臓器移植への道が開かれたのである。

尊厳死、自然死、積極的安楽死

前項のような回復の見込みのない病者が、「人工呼吸器の助けを借りて、あてもなく生きながらえているような患者が目立つようになってきた。そして、このような患者の治療は無駄であるばかりでなく、患者にはもはや人間としての人格、尊厳はなく治療を中止すべき」という、すなわち、尊厳死を認めるべきであるという考えがおこってきた。

一九七六年には、アメリカのカリフォルニア州で、不治の病にかかり回復の見込みがなく余命幾ばくもない（六カ月くらいの余命）、あるいは事前の指令書（advance directive）があれば、人工呼吸器などの生命維持装置の保留、撤去を認めようという法案、自然死法が可決された。その後もアメリカ各州で同様の法案が可決された。

歴史的な経過を述べたが、わが国の現状について話してみよう。尊厳死とは、「不治で末期に至った患者が、本人の意思に基づいて、死期を単に引き延ばすためだけの延命措置を断わり、自然の経過のまま受け入れる死のこと」と日本尊厳死協会で定義されている。

わが国では、アメリカのように法制化はされていないが、日本医師会生命倫理懇談会が二〇〇八年の報告書で治療の差し控えや中止の要件として、①患者が治療不可能な病気に冒され、回復の見込みもなく死が避けられない終末期にあること、②差し控えや中止を求める患者の意思表示がその時点で存在することを挙げている。

ホスピスで迎える死については、「尊厳を保って生を全うすることを援助する」ことを目標にしているので、尊厳死という範疇におかれる。付け加えるならば、ホスピスでは尊厳を保つために、終末期の全人的苦痛の緩和に最大限の医療・ケアをおこなっている。

積極的安楽死は、「不治の病で苦しんでいる人に致死薬を投与してその命を絶つ」ことをさすが、わが国でもこれを認めるべきという考え方の人が増えてきているという。二〇一八年には、NHKスペシャル「彼女は安楽死を選んだ」という番組が放映され、神経難病の女性が、スイスに渡り、安楽死を遂げたことを報じていた。

私の正直な感想は、「そこまでするのか」というものであった。現代医療は自己決定権の尊重であるが、人間に死ぬ権利はあるのだろうか。誰もがいずれ死ぬとわかっていても、日々歯を食いしばって生きている。何故がんばっているのか。それは、ひとりで生きているわけではないからだろう。それをある時点で「もう止《や》めた」と決められるのだろうか。十分に悩んだ結果だとしても……。

私は、ホスピスでの死にゆく人たちとの出会いを通して、生きること、死ぬことは自分で決められるものではないと考えている。

末期がん患者の抗がん剤中止の時期

私が医者になった一九八〇年頃の抗がん剤の選択肢は限られていたが、四十年後の二〇二〇年では選択肢の数は格段に増えているため、治療の限界を判断することがとても難しくなっている。その大きな理由は、一九九〇年代以降に分子標的薬と呼ばれる抗がん剤が使われるようになったことである。従来の抗がん剤は、細胞障害性抗がん剤といわれるが、がん細胞だけに作用するわけではなくて、正常細胞にも作用して細胞障害を起こし、その結果、重い副作用を引き起こしていた。

分子標的薬というのは、がん化やがん細胞の増殖にかかわるタンパク質や酵素の分子などに作用してその働きを抑えることでがんを攻撃する。分子標的薬はがん細胞特異性が高いので、副作用は少ないとされている。しかし、実際には細胞障害性抗がん剤とは違った形の副作用が認められている。

分子標的薬は急ピッチで開発が進んで、新しい薬が次々と認可されるので、治療を中止することが難しくなっている。事実上、治療の限界はなくなり、病者が少しでも望みがあるなら抗がん治療を続けたいという気持ちに応えるかたちでいつまでも続けられ、医者の側から止めようとは切り出しにくいことになってしまった。

しかし、がん自体も抗がん剤に対する抵抗力を増して、しぶとくなり、手強い相手になっていくのである。そうなると、治療効果を上げることは難しくなる。

一方で、抗がん剤の副作用だけは続くということもある。血液検査を繰り返すことで予見できるものもあるが、脱毛や手足のしびれ、嘔気、下痢などで生活上の辛さが生じることも少なくない。

治療の効果がみられないのに、副作用だけ続くことがあり、人生の時間をすり減らしながら、まさに命がけで抗がん剤を続ける人たちもいる。「つらくて、つらくて、もう抗がん治療は止める」という決断を病者の側から発しなければ止められないこともある。

とことん生きることにこだわれば、可能な限りは抗がん剤を続けることになる。抗がん剤の可否は血液検査で抗がん剤に耐えられるかどうかを見極めてから続けられる。しかし、長期間にわたって続けてきた手術、放射線、抗がん剤などの抗がん治療全体で酷使した体は、目に見えないところで傷んでいる。身体の消耗度は血液検査ではわからないこともある。予想以上に傷んでいることもあり得る。

治療の終わりを告げられてホスピスを受診したとき、その治療経過を診療情報として読ませてもらうと、「よくここまでがんばりましたね、大変だったでしょう」ととっさにねぎらいの言葉をかけてしまう病者にも出会う。

しかし、その時はすでに遅いということをホスピスでは経験する。そのような病者は、ホスピスで人生の総決算をする時間が残されていないことが多い。がんの進行よりも、過度の抗がん治療による消耗が激しくて、予想以上に短期間で衰弱してしまうこともある。

「過ぎたるは猶《なお》及ばざるが如し」ということわざがある。実際、抗がん剤治療を少し控えていればと思われるような病者にも出会う。抗がん剤の止め時について、医療者も病者も、限界がある中での治療であることを了解して、中止についても話し合っておくことが必要である。

アドバンス・ケア・プランニング（ACP）

近年、アドバンス・ケア・プランニング（Advance Care Planning）が推進されるようになった。これは、将来にどんな医療を受けたいかということを、本人、家族、医療者があらかじめ相談しておこうという取り組みである。医療は高度化しているので、先々のことを病者や家族だけで決めることが難しくなっている。そのため、専門家たる医療者が加わって、共に相談しながら方針を立てることを目的としている。

また、病者が認知機能の低下などで自己決定できなくなったときの代理決定者を決めておくことや、家族が先に亡くなった場合には、相談を繰り返して新たなものに更新していこうとする。こうしておけば、状態が急変した際にも、延命治療や救急治療が無駄におこなわれることがない。

生前指示書（リビングウィル）は終末期のあり方についての自分の考え方を記したものである。ＡＣＰは自分の考え方を自分自身だけでなく、家族や医療関係者と共有していることに意義がある。ＡＣＰが人生会議と呼ばれるのも、個人の思いを周囲に伝えて、共通理解にたって人生を締めくくることをねらっているからである。

かかりつけ医がＡＣＰの推進役になれたらいい。しかし、かかりつけ医は、病者の健康を維持することが基本である。医者の役割として各人の「健康で長生き」を担っているとすれば、反対のことを切り出すと、通院中の病者に嫌われるのではないかと思ってしまいがちである。

逆に、病者側からかかりつけ医に自分の最期のことを相談したいと切り出したとしても、それにつきあってくれる医者はどれほどであろうか。生老病死を視野に入れて診療をする医者は少ない。

病者とかかりつけ医の間で死について話し合うためには、しっかりとした信頼関係が築かれていなければならない。

死に方に配慮できない専門医の増加

日進月歩の医学の中で、医者は常に最新の知識や技術を追い求めている。ある一つの分野の最先端を担おうとするため、結果的に自分の専門領域しか診なくなってしまった。病気をみることはできても病める人をみることができない。まさに、「木を見て森を見ず」ということわざ通りになっている。

また、自分の専門領域以外を診療することを躊躇するようにもなった。社会全体が不寛容な時代になり、医者が「よかれ」と思って他分野にまで踏み込んでも、その結果が問われた場合のことを不安に思い、専門外には近づかない方が安全という判断が生まれてしまう。

こういうことから、自分の専門分野を完璧に診れば責任を果たすことになり、病者の心の状態を含めた全体像を診ることが疎かになってしまった。その結果、死が近づいているとしても、そのことが一領域しか診ない専門医には気づかれず、病者が自分の現状を把握できないままに、晩秋期を迎えるのである。

医学部教育も医学の進歩と共に変化してきた。私が学生の頃だから、半世紀も前のことになるが、その頃には、医学部六年間に教養課程と専門課程があり、教養課程では、人文系学科で人間についての講義があった。現在のカリキュラムでは、最新の診断や治療を教えることに多くの時間が割かれ、人間について、死について考える時間は少ない。

そもそも、死にゆくことは、病気の問題としては解決できなくて、人間の問題としてとらえなければならない。単なる知識や技術の問題ではなく、医療者自身が問われることでもある。それを医学部六年間で教えるというのも無理な話であろう。

若い学生が身近な死を経験することも少なくなり、そういう中では、死に向き合おうとする医者を育てることがますます難しくなっている。

自分の死を創る時代

かつてはパターナリズム（家父長主義）という言葉があった。強い力を持つ者の意見に従うという考え方である。すなわち、「医者にお任せ」という考え方だった。

しかし、現代は情報量が増え、選択肢も増えた。充実した人生を生きて納得して死を迎えるためには、自分で一つひとつを決めていかなければならない。自己決定の時代を迎えた。

半世紀前には、「死の準備教育（Death Education）」ということが盛んにいわれていた。死はタブーとされ、がん告知について議論されていた頃である。世相が高度経済成長期からバブル景気の時期とも重なり、死は片隅に追いやられていた。その中で、死についての教育の重要性が上智大学のアルフォンス・デーケン先生を中心に唱えられていた。

現在はその時代とは様相が異なっている。これまで述べてきたように、現在は生と死の境目が淡くなり、その狭間で多くの問題を抱えている。今、必要なことは「死の自己学習（Death Learning）」である。さもなければ、人生の最終盤で「こんなはずではなかった」と臍《ほぞ》をかむ思いをするかもしれない。

人生百年時代といわれているが、百歳にたどり着いたとしても、そこが充実した幸せな場所とは限らない。いずれ、死ななければならない。そのことは皆知っているはずだ。自分らしく生き切るために、親からもらった生を全うするために、自分の最期について、年に一度くらい、たとえば誕生日が来たときには、終わりの日のことを家族と話し合っておくことができたらいいだろう。これもACPである。

人生を旅にたとえると、私が小学生になった年（昭和三十三年）に東海道本線には『こだま』という特急が生まれた。その後東海道新幹線『ひかり』になり、東京大阪間は特急『こだま』の半分の時間で行けるようになった。現在は、『のぞみ』に乗れば、一昔前の東京大阪間の所要時間で東京福岡間を旅することができる。しかし、外の景色をゆっくりと眺めていることはできなくなった。トンネルは多いし、防音壁に囲まれている。

一分一秒の時間の流れが早過ぎて、時の積み重ねという感覚がうすらいでいる。気がつけば、いつの間にか「とき」は過ぎ去っている。長寿が与えられたが、人生の充実度は昔の人に比べてどうなのだろう。まわりに振り回されてしまい、自分で納得した時間を送ることがむしろ減ってきているのではないか。

「とき」には、ギリシア語で二通りの呼び方がある。クロノスとカイロスで、クロノスは生活の時間、カイロスは人生の時間といわれる。まわりに振り回されたクロノスの「とき」を生きるだけでなく、意味や価値、責任を感じながら、歩みはのろくともカイロスの「とき」を生きたい。

現代医療の中での死を巡る問題に触れてみた。医学の進歩はそれにともなって新たな問題を生み出してきた。人間は死を免れることができないので、死と隣りあわせに生きていることを常に頭の中において生活することから悔いのない充実した人生を過ごすことができる。

【たき火のぬくもり③】「一緒に悩んでいきましょう」

吉田さんは還暦を迎えたばかりで、がっしりとした体格の男性だった。半年前に胃がんの肝転移がみつかった。その後、腸閉塞《へいそく》になり人工肛門をつけた。それからは、抗がん剤治療を続けてきた。幾種類もの抗がん剤を続けてきたのだが、手足のしびれや口内炎の副作用が強くなり、食事もできず、だるさもつのり、とうとう断念することになった。黄だんや腹痛が生じてきたために、ホスピスに入院となった。残された時間の見通しは三カ月と吉田さん本人・家族に伝えられていた。

初めて診察したときの会話である。奥様が付き添っていた。

「体がだるいのが一番つらい。手や足がしびれる。飲み込むときに喉《のど》が痛くて、食事ができない」

「去年から半年間も必死になってがんの治療をがんばってきたのに、なんか切ないですね。これだけ調子が悪い原因はどこからきていると思いますか」

「抗がん剤の副作用だと思う」

「そやけど、抗がん剤を続けてきたのに、検査の結果もそんなによくなっていないので、がんはどうなっているんやとは思ったりしないですか」

ここで奥様が口を挟んだ。「私たちは、抗がん剤を諦めたわけではないのです。体に合う抗がん剤があったら、それを続けて元気になってほしいと思います」

吉田さんが遮《さえぎ》るように話し出した。「もう体がえらいわ。食べろ、食べろといわれるけど、口も痛いし、入っていかへん。からだ全体がしんどいし、何もやる気が起きない。家族にも迷惑をかけているので、もうここから家には戻れないと思ったりもしている」

奥様の願いと本人の苦しみにはズレがあるようだ。

私から、「抗がん剤をする、しないを決める前に、体調を整えることが先決です。食事ができなければ、抗がん剤も使えませんから。だるさとか痛みがましになって、食欲が出るようにやっていきましょう」

「食べられるようになるやろか」

「こうしたらよくなるという百パーセント確実な方法はないのです。この病気のことに限らず、今までの人生を振り返っても、絶対確かなことはなかったはず。でも、その時々に自分にできることをやってきた結果が今日につながっている。これからも同じことです。すこしでも食べて、また自分の願う治療ができることを目標にやっていきましょう」

腹部の診察を終えて、吉田さんの目を見ながら話しかけた。

「まだまだいけると思うわ」

「えっ、ほんま！」生気のなかった目に輝きが戻り、白い歯が見えた。

　そこに付け足した。「さっきも話したように、今の吉田さんに合った絶対確実な治療法というのはないのです。いろいろと悩みながら、よく相談してやっていきましょう。検査結果の悪いところばかり取り上げて考えたら、誰でももうアカンという気になりますよ。開き直って、これからは、医者をあてにしないで自分の力で明日を切り拓いていこうと思ったらいいですよ。そしたら思った通りにはいかなくても諦めがつきます。私たちは、そういう形で一緒に悩みますから」

「話を聴いてもらってよかった。一緒に悩んでください。頼みます」

しかし、吉田さんの状態は日ごとに悪化して四日後に旅立った。抗がん剤の中止時期はこれでよかったのだろうか。人生を振り返る時間はなかった。もう少し時間が欲しかった。吉田さんにとっても、奥様にとっても、ケアをはじめたばかりの私たちにとっても。

癒やしのかかわり

前項では、医療技術の進歩にともなって生じた現代医療の問題点を挙げてみた。総じて、「最近の医療は、病気はみるが、病人はみない」と評されるようになった。ホスピスで病者を診察すると、即座に「からだを診てもらったのはこれが初めて。これでこそ本当の医者だ」と喜ぶ病者がいる。驚きの言葉であるが、実際、私も四年前に大学病院で手術を受けた際に、今の医者は患者を診察しないなと感じた。患者を診ずに、パソコンの画面で検査結果を確認して治療方針を決めることが主流となっている。

医者は、病気の原因を突き止めて、根本的に治すことを目指す。それが叶わない場合でも、痛みやだるさ、息苦しさ、吐き気、便秘、あるいは不眠などに対して、いかにその症状を和らげることができるかということに力を注ぐ。これは「治療」、あるいは「症状緩和」ということになる。

しかし、全人的苦痛の中で述べたこと（本書12ページ「死にゆく人の痛み」）に沿うと、晩秋期の病者の抱える苦痛は複雑に絡み合っているので、身体的苦痛を緩和するためにも、「病める人」に目を注ぐ必要がある。その結果として現れるのが「癒やし」である。そのために必要なかかわり方を考える。

人生の総決算の場において初めて十分に話を聞いてもらうことができ、自分の気持ちが分かってもらえたという経験をした患者さんが、ここにきて癒されましたと言われるのである。（柏木哲夫）

癒やしとは、晩秋期の病者が自分の悲しい、やるせない、やりきれない気持ちをわかってもらえたと安堵することをいう。

《ひとりの人間として》

ケアは、看護とか介護といった職務（＝役割）においてではなく、職務を超えてだれかあるひとりの人間として現われることなしには職務そのものが遂行できないという矛盾を抱え込んだいとなみなのである。（鷲田清一）

鷲田はこのように述べ、ケアとは、業務として食事介助や排泄介助をするだけでは成り立たず、人間対人間という関係性の部分がなければならないという。

また、日々のケアでは様々な身体症状や精神症状に対して、薬剤での症状緩和を図ることに熱心になってしまう傾向がある。しかし、薬剤は有限であるが、愛は無限である。その場に留まり、傾聴・共感・理解という手法が試されなければならない。ワニに喰われた大谷さんもそうだった（本書12ページ「死にゆく人の痛み」）。

一つひとつの行為に愛がともなっていなければケアとは呼べない。こころが通うところに癒やしがある。

《双方向性》

ひとは他人に何かをしてもらうことでじぶんを支えることができるが、他人に何かをしてあげることでもじぶんを支えることができる。ケアというのは、他人に力をあげることだけでなく、他人から力をもらうことでもあるのだ。（鷲田清一）

私自身の経験を話してみる。私が腎がんの手術を終えて、仕事に復帰したときに、「お帰りなさい」と笑顔で迎えてくれた晩秋期の三歳年上の男性病者がいた。この一言で仕事に復帰した緊張感が氷解し、病者との間に境目がなくなった。それからは、その男性病者は術後の私の不安な気持ちにつきあってくれた。私が気になることを話すと、その病者は「そんなものですよ」と慰めてくれた。そういうときに、彼は表情もよく、いきいきとしていた。ケアする側とされる側という関係ではなく、病める人間同士のかかわり合いだった。

病者は病者なりに医療者の様子を観察している。医者といっても、完璧な人間ではない。どこかに弱みもある。病者はそういうところにも気づいている。忙しい診療の最中であっても、気持ちが通じる部分があると、病者側としても医者への親近感や配慮が生まれてくる。それが信頼感につながり、良好な医師―患者関係となっていく。完璧な医学職人（病気をさばくだけの医者）から癒やしは生まれない。完璧な医者であるよりも、ユーモアのセンスを持つ方が人間関係は双方向性に深まっていく。威張っている医者はまわりから見透かされてしまう。医者も自分がまわりから助けられていることを知り、それを伝えられるようでなければならない。

医者は病気を治すことが仕事と割り切るだけではなく、病者と対等な立ち位置で、人間同士の間柄でつきあうことが必要であり、そこから病める人をみるという癒やしの医療につながる。

《ものがたること》

人間は誰しも一つの「物語」を背負って今を生きている。これまで自分がどのように生きてきたか、これから自分はどのように生きていくのか、に関わる人生の物語である。それを自分が自分であること、すなわち自己の「アイデンティティ（自己同一性）」の確認と受容と言い換えてもよい。そのような物語に支えられることなしには、私たちは一

瞬たりとも「今を生きる」ことはできない。（野家啓一）

人間が生きていくために必要なことは、自分の存在の意味と価値を見つけることである。あるいは、人生とはこれらを見出すための旅路だと言い換えてもよいだろう。大きな病気を体験したときなどに来し方を振り返って、行く末に心を配り、現在の苦難の意味を知ることができる。こういうことを繰り返しながら、人は与えられた「とき」を生きていく。ものがたることが生きる意味や価値を考えることと結びついている。

私の人生でいえば、五十二歳で腎がんを経験したことが、人生の折り返し点であり、「それからギアがドライブにシフトされた」とものがたることができる。自らの日々の生活を人生の物語として編み直すことで明日が開かれていくのである。

ノンフィクション作家で闘病記を子細に調べた柳田邦男は、次のように「ものがたること」の重要性を指摘している。

人間のいのちは、科学で説明できる生物学的な生理現象として観測できる生命の側面だけで構成されているわけではない。精神性の側面があることを忘れてはならない。まさにその精神性の側面において、人間は物語を生きているといってもよいのだ。そのことが厳しく問われるのが、死に直面した時である。（柳田邦男）

柳田は人間が生きることの精神性の側面を「物語を生きる」としている。精神性の側面とは、生きることの意味や価値、さらに責任をさしていると思われる。自らの日々の生活を人生の物語として編み直すことで閉ざされた心の内面が開かれていくのである。

人生の最後に自分が歩んできた道を振り返って、物語として描き直し、そこに意味や価値を見出すことで大団円を迎えることができる。

《being—そばにいること》

ホスピスの母といわれるシシリー・ソンダースの言葉に、"Not doing, but being"（何かをすることではなく、そばにいること）というのがある。柏木哲夫先生はこの言葉を「いちばん感動して、そして自分もそうありたいというふうに思っている」と記している。

私はベッドサイドで小さな椅子に腰かけて、病者の語りにじっくりと耳を傾けることにしている。

〈前略〉ケアとはその相手に〈時間をあげる〉こと、と言ってもよいような面をもちえる。あるいは、時間をともに過ごす、ということ自体がひとつのケアである」。つまり、「いる」というのはゼロではない。なにかをしてあげないとプラスにならないのではな

い。（鷲田清一）

この言葉も癒やしの性質をよく言い当てている。ケアとは、結局のところ、病者と「いのち」においてつながることだと思うのだ。そのためには、ともに時間を過ごすこと、そのことがとても大切である。「いのち」は本書の大きなテーマのひとつである。弱さでつながることをいうのであるが、詳細は本書１３６ページ「『いのち』について」で述べる。

《成長》

ケアとは、ケアする人、ケアされる人に生じる変化とともに成長発展をとげる関係を指しているのである。（ミルトン・メイヤロフ）

〈ある〉ということは、何ものにも執着せず、何ものにも束縛されず、変化を恐れず、たえず成長することである。それは一つの固定した型や態度ではなく、流動する過程なのであって、他者との関係においては、与え、分かち合い、関心をともにする生きた関係となる。（エーリッヒ・フロム）

成長に関連して、二人を紹介した。メイヤロフは、ケアとは互いに成長発展をとげる関係なのだと記す。お互いにリスペクトすることである。

フロムは、人間の存在様式を〈持つ〉様式と〈ある〉様式に分けている（本書125ページ「自分のごとく生きる」）。人間の本来的な存在様式は〈ある〉様式で、「自分は○○だ」というようなこだわりを棄てて、周囲との協調性の中で、たえず成長していくことだと説いている。

症状緩和が期待通りに達成されたときには、痛むときの対処法を学習できて、それで成長したともいえよう。しかし、ここでいう成長とはそういう意味ではない。たとえば、痛みの緩和が期待したほどでなかったとしても、病者がその苦しみを「わかってもらえた」と感じるとき、病者がそのつらさを医療者も共に悩んでくれることを知るときなどである。つまり、痛みの閾値が上がり、痛みを感じにくくなったときに、病者と医療者が痛みという共通の敵の前でひとつになる。病者と医療者が「わたしたち」と呼べる間柄になり、信頼関係が深まる。人と人との関わりの中で、小我から大我へと自分が開かれていくことは成長である。

《葛藤の除去》

「健康」には二種類のものがあって、そのひとつは障害や病気の除去［された状態］であり、もうひとつは葛藤の解決［された状態］である。（V・v・ヴァイツゼカー）

自分の現状が、願ったような状態ではなく、満足に過ごせない場合でも、もし葛藤がなく、その状態を受け容れることができたらそれも健康だとヴァイツゼカーは語っている。ホスピスで出会う晩秋の病者は、旅立つ日が近づくにつれてこのような思いになっていくようだ。その日が近づくにつれて、体と心と魂との隙間が少なくなり、葛藤が消えていくように思われる。人間には死んでいく力が備えられている。それを引き出すことが病める人をみるということで、癒やしにつながる。

《自分自身を見つめる》

医療者として病者とかかわる場合、医療者は病者を対象物としてみている。自分がプロフェッショナルとしてかかわることが要求されるので、目に見える結果を出すことが求められ、相手を観察して最適な手段を講じる必要がある。他者をみるとは、三人称的に「もの」(中立的客観的対象)を扱うということである。

他方、癒やしが生まれる出会いは、双方向性のかかわり合いで、相手の姿が自分の姿と重なってくる。一人称的に、自分の「こと」(自分の実存に関係する)と考えるようになる。すなわち、他者の姿を通して自己を見つめることになる。

ホスピスで病者をみるということは、死にゆく人をみることであり、これは、自分の番が来ることの前触れに他ならない。自分の実存にとって見過ごすことはできない。病者の考えや行動は、すなわち、将来の自分の姿を予見していることになる。もし、病気をみる立場ならば、自分も同じ病気を経験しない限り、病者の悩みやつらさに思い至ることはないだろう。だが、死にゆく病者の姿は、将来、自分自身も必ず同じ道を歩むのであるから、決して他人事ではない。

《充電》

新しい診断や治療が日々更新され、医療はめざましく発展している。医療者として職務を果たすためには、自己研鑽を重ねながら、多くの病者にその都度の最善の治療法を選択していかなければならない。かなりの労力を要する。言ってみれば、学んで蓄えたエネルギーを放出するようなもので、業務を果たすことは放電することに相当する。一日の終わりの頃には疲労感が溢れるようなこともある。

他方、ケアを通した人間同士のかかわり合いでは、自分の数歩先、すなわち、晩秋期を歩む人生の先輩からいろいろなことを教えてもらう。これは、他では得がたい大きな学びとなる。

私は病者の枕辺を二度訪れるようにしている。一度目は業務であり、二度目はケアである。一度目は午前中に訪れ、病者さんの話を聴き、適切な薬の処方を考えることが中心となる。二度目、夕刻に晩秋期を歩む人と話すとき、私たちケアラーに対して、「お疲れさま」、「帰り道、気をつけてください」、休日の前ならば「ゆっくりと休んでください」などの思いやりや配慮をいただく。こちらから「ありがとうございます」と思わず口に出る。ここには共に生き、支え合う対等な人間同士の関係があり、病者さんから新たなパワーをもらっている。これは充電のとき、癒やしのときになる。

「人は生きてきたように死んでいく」、「死に様こそ人生」、「ホスピスは人生を凝縮した時間」、「ホスピスでは人生の総決算をする」、これらの言葉は柏木先生の御著書でしばしば目にする名言であり、その一言ひとことに「然り」という気持ちを抱く。病者の姿を通して生き方を学んでいる。

医者に求められていること

ここまで、医療者の役割として治療や症状緩和にあたることは当然であるが、それだけに留まらず、「病める人」という側面にも目を注ぐことについて述べた。エビデンスに基づいた医療を疎かにはできないが、不確定要素の多い医療であるならば、思わぬ結果に終わることも想定しなければならない。その時に、病者とその家族が納得したこととして受け止められるように、病者の癒やしの部分にかかわることも医療者の大切な仕事である。

医師は、診療時間のあいだたえず、患者の世界観的決断と対峙させせられるからである。われわれは、それらの決断に目をそむけてやり過ごすことはできない。われわれは常に

くりかえし態度を決めることを強いられているのである。（V・E・フランクル）

フランクルは、『医師による魂の癒し』との原題をつけて医師による癒やしを強調してきた。医者は、常に病者の人生を支える存在であるべきことを語っている。

患者は、もっと人格的な癒やし、すなわち医師や他の医療従事者たちが自分たち患者に向き合い、人間的対話をしてほしいと願っているのです。（C・v・ヴァイツゼッカー）

ヴァイツゼッカーの言いたいことはわかるが、その時間がない。そうつぶやく医者も多いことだろう。だが、癒やしは時間ではなくて、関心の深さである。その方法は医者一人ひとりの言動に託されている。病者の感性は鋭いので、医者の言葉ひとつ、態度ひとつで病者には大きな影響を及ぼす。短い時間の診察であっても病者に向き合う姿勢が大切である。

私自身ががん患者として、医者と対したときに感じたことは、患者にとって医者の存在の大きさは、患者になって初めてわかった。医者自身が思っているよりも、患者にとっては医者の存在ははるかに大きい。

なお、本書63ページ「ホスピス本流」にも、癒やしにかかわる医師の姿勢について触れている。

3　ホスピスを問い直す

【たき火のぬくもり④】人生を全うする

村上さんは七十代後半男性で、前立腺がんのために肺と骨に転移していた。入院して二カ月ほど経っていた。

病室を訪れると、鼻から酸素をつけて元気なくまどろんでいた。「生きていても何もいいことはない。はやく死にたい」と、この日もいつもと同じような会話から始まった。

「そうですね、死んだら楽になるかもしれませんね。そうかもしれませんけど、ここまでよくがんばってきた人生じゃないですか。がんになってからもよくがんばってますやん。私のような元気な者が思う以上に毎日がしんどいかもしれませんけれど、自分の一存でそんなに命を粗末にしたらあかんのとちゃいますか。親からもらった命やし、自分の人生を全うしましょうよ、そうでないと親に顔向けができませんやん」と話しかけた。

「全うしたら、助かるんか」と村上さんは訊《き》いてきた。

「全うするっていうことは、人生を卒業するということやないかな。もうすぐ卒業ですやん。折角ここまでがんばったからには、ちゃんと卒業証書をもらわんとあかんのじゃないですか」

「卒業証書…、もらえるやろか」と自信なさげに呟いた。

「人間、留年することはあっても、卒業証書は誰でももらえますよ。もう少しですよ。ここで諦めたら、今まで、死んだほうがましやと思えるくらいしんどい毎日を必死になってがんばってきたことも水の泡、パーになるやないですか」

「うまいこと言うなー。ありがとう。また来てや」と両手を差し出してきた。それに応えて、しっかりと両手で握り返した。

回診の度に「しんどい」、「死にたい」を繰り返してはいたが、つらさを聴いてもらえることに救われていたようだ。それから二週間して旅立った。

人間は、ひとりでは生きられず、苦しいことを誰かに認めてもらえないと生きてはいけない存在である。

ホスピス緩和ケアの広がり

ホスピスの歴史

ホスピスの源泉は、中世ヨーロッパにさかのぼる。キリスト教の聖地エルサレムを訪れる途中で病気にかかったり、疲れ果ててしまった巡礼者に対して、当時の修道院が一夜の宿と温かい食事を提供したことがホスピスの始まりとされている。

近代ホスピスは、ホスピスの母といわれるシシリー・ソンダース（一九一八〜二〇〇五）によって一九六七年にロンドン郊外に設立されたセント・クリストファーホスピスに始まる。主にがん末期の病者の全人的苦痛にチームを組んでケアする試みであった。死を否定的にとらえてきた医学の流れに対して、死はどうしても避けられない自然なできごとであるととらえて、不自然な延命よりは、苦痛を緩和して人間らしい生を全うすることを援助するという立場であった。

わが国で最初のホスピスケアは、一九七三年に大阪の淀川キリスト教病院で柏木先生を中心に「末期患者のケア検討会」が開催されたときとされる。一九八一年に浜松市の聖隷三方原病院に日本で最初のホスピスが開所した。

一九九〇年代以降には、「ホスピス」と同じような意味で「緩和ケア」という言葉が使われ

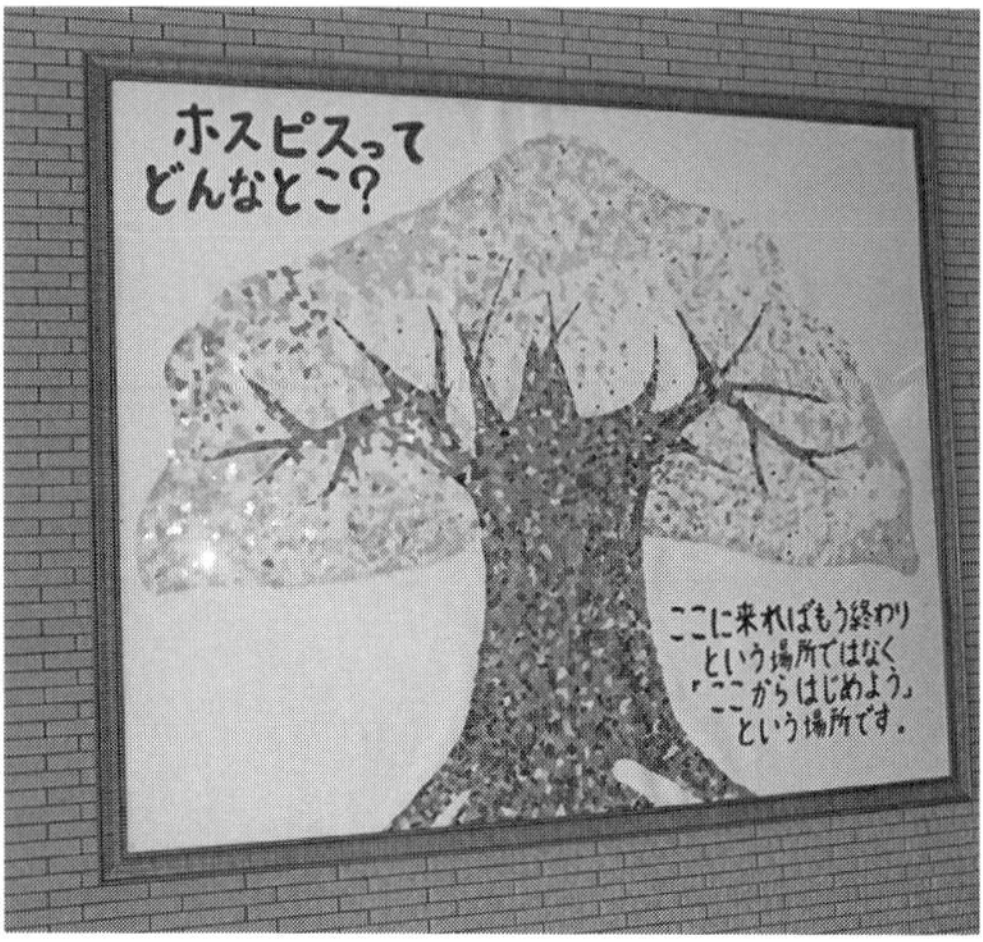
ホスピスってどんなとこ？
ここに来ればもう終わりという場所ではなく「ここからはじめよう」という場所です。
ホスピスの玄関に飾られている絵

るようになってきた。二〇〇〇年代になると、「ホスピス緩和ケア」という用語が使われるようになり、それはがんに限らず、生命を脅かす疾患に直面する病者と家族に対しておこなわれる医療やケアを指し、疾患の早期からかかわり、生活の質（QOL：Quality of Life）の向上を図ることを目的とするようになってきた。その数も増えて、二〇二一年十一月二十五日時点で、全国に四百五十七カ所にのぼる。（非特定非営利活動法人日本ホスピス緩和ケア協会ホームページより）

二〇〇六年にがん対策基本法が成立してからは、がんにかかった病者さんの日常生活を維持向上するために緩和ケアの推進が図られている。その一環として、がんに携わる医師は緩和ケア講習会に参加しなければならなくなった。

このようにして、緩和ケアはわが国のがん診療のひとつの柱として確立した。

ホスピス緩和ケアの現在

柏木先生が始めた「末期患者のケア検討会」がスタートしてから五十年が経過した。それ以降ホスピス緩和ケアとして、次第に広がりをみせ、上述の専門的病棟だけでなく、がん患者を診療している内科や外科の病棟でも緩和ケアチームを組んで、がん患者の苦痛の軽減を図るようになった。

また、在宅ホスピスという考えも広がり、自宅で過ごす病者には、医師、歯科医師、訪問看護師、訪問薬剤師、リハビリテーションを担うスタッフ等がチームを組んで病者の生活を支えることもできる。入院せずともモルヒネ等の鎮痛薬を使うことで痛みに苦しむことなく過ごすことが可能になっている。その結果、がんを患っている病者でも、耐えられないような痛みに悩ませられることなく最期のときを自宅で迎えることもできるようになった。

さらに、介護老人施設、老人ホーム等、自宅で過ごすことが難しい高齢者に対しても、在宅ホスピスの考え方に沿って必要に応じて緩和ケアが提供されるような仕組みができあがってきた。

このように、ホスピス緩和ケアは、古くからあるイメージ——がん終末期の患者さんが苦しまずに死を待つための場所——というものとは違い、それぞれの場で、それぞれの状況に合わせて人生を納得して生き切るために提供されるようになった。その結果、がん終末期の苦しみを逃れて、穏やかに過ごすことができる体制が整ってきた。

また、緩和ケアは主にがん終末期の病者に対しておこなわれてきたが、心不全や慢性呼吸器疾患、神経難病の病者にも広がる方向で進んでいる。ただし、二〇二三年の段階でわが国の医療保険制度では、がんとエイズがホスピス緩和ケアの対象にとどまっている。

変えてはならないこと

ホスピス緩和ケアは、医学の一専門分野として成長、発展してきた。そして、医療システムの一部に組み込まれている。

その結果として生まれてきた問題点もある。【たき火のぬくもり②】で紹介した近藤さんのように、医療者とのコミュニケーションが不十分なままに、医療システムの流れに乗せられてホスピスにたどり着く。そこで初めて自分の気持ちを吐き出すことができる。病者を中心に機能するはずの医療が、システム中心に回るように変わってしまった。一人ひとりの個別性を顧みることはなくなった。

さらに懸念されることがある。ホスピスは、人間らしい生を全うすることを援助することが本来の役割である。だが、医学の進歩は、抗がん剤などのがんという病気を治す薬剤を進化させたように、痛みや便秘、吐き気などの症状を緩和する薬剤にも進歩がみられる。その結果、薬剤の使い方に医者の関心が向く傾向が強くなっている。したがって、病者の苦しみに向き合うことが希薄になった。

また、わが国の病院経営に影響が大きい診療報酬制度が二年ごとに改定される。近年、入院期間の短縮が図られている。つまり、長期間の入院は経営状況を悪化させることになる。その結果、医療機関はできるだけはやく退院させることをめざす。そうなると、医療者のかかわり方が浅くなり、死の看取りも単なる業務の一環になってしまう傾向にある。死の持つ人間的側面が疎かにされてしまった。

厚生労働省が標榜科として「ホスピス」や「緩和ケア科」という呼称ではなく、「緩和ケア内科」とすることと定めた。これにより、今や、ホスピス緩和ケアが、循環器内科、消化器内科、神経内科などと横並びになってしまった。

このようにみてくると、ホスピス緩和ケアは裾野を広げてきたが、「病める人」をみるところからは遠のいてしまったように映る。

「その人がその人らしい、人間としての尊厳を保って生を全うすることを援助する」（柏木先生）ために、ホスピス緩和ケアはある。時代は変わっても、このことだけは変えてはならない。

看取りの場所

国の政策的誘導もあり、在宅ホスピスが広がり、在宅での看取りが増えている。死に場所にも変化がみられる。過去を遡ってみると、一九七七年に、初めて病院死が在宅死を上回った。その後ずっと、半世紀ほどは病院死が在宅死を上回っている。厚生労働省のホームページで調べてみると、病院死の割合が最も高かった年次は二〇〇五年で、総死亡数百八万三七九六人で内訳は病院死七九・八%、自宅死一二・二%、介護老人施設、老人ホームなど合わせて二・八%、その他五・一%となっている。二〇二〇年と比較すると、それぞれ、百三十七万二千七百五十五人、六八・三%、一五・七%、一三・二%、三・五%であった。(厚生統計要覧〔令和三年度〕第一編　人口・世帯　第二章　人口動態　第一―二十五表　死亡数・構成割合、死亡場所×年次別より)

これをみると、病院死が減少してその分は自宅にも回っているが、施設での看取りが大幅に増えていることがわかる。

死に場所として選びたいところは自宅と答える人は多い。わずかずつは増えているが、それを叶えられる人はまだ少ない。在宅ホスピスがさらに普及していくことが望まれる。

晩秋期の病者に寄りそうことに情熱を注ぐ個人の開業医が在宅看取りを担うことは肉体的にも精神的にもかなりの負担になる。死を看取るためには、ホスピス緩和ケア病棟でおこなっているように、随時チームカンファレンスで相談しながら、責任を分かち合いながらかかわることが大変重要である。個人の責任ではとても一人の死を背負うことはできない。

しかし、在宅ホスピスケアでは、職種ごとに事業所が異なっていることも多く、スピード感をもって対応することがむずかしい。病者さんに即して機能的にケアするためにはある程度の規模を持った事業所であることが望ましい。

夜間に看取りのときを迎えたら、その当番に当たった医師、看護師は夜もゆっくりと休んでいられない。また、思いがけずに「お亡くなりになりました」という連絡を受けることもある。そのような場合に出かけていくことも大きな負担になっている。

本書16ページの「死という苦しみの本質」で論じたように、人間の死に直接かかわるためには、ケアラーの気持ちにゆとりが必要である。死にゆく人を看取るということは、机上で考えるほど生やさしいことではない。人間の死は個人的な問題だけではなく、社会的問題も含まれている。しかし、現代の核家族化、個人中心主義化が進む中では在宅での死の看取りを定着させることもハードルが高い。医学、医療の問題として考えるだけではなく、時代の問題として社会全体で考えていかなければならない。

ホスピス本流

ホスピスの医学化

医学の進歩と共に、専門化・細分化された現代医療システムに組み込まれたホスピス緩和ケアは、その考え方も変化してきた。その変化がホスピス本来の目的から逸れてきたことが憂慮される。

私自身がいまいちばん危惧しているのは、「ホスピスの医学化」（Medicalization of Hospice）です。ホスピスや緩和ケアというものが医学的な側面のみから、「死をどうとらえるか」ということが取りざたされている。40年ほど前に時代が逆戻りして、本来、トータルなものであるはずの死のあり方を忘れ、医学的な側面ばかりがクローズアップされる。それがとても懸念されます。（柏木哲夫）

柏木先生は、「死にゆく人」にかかわろうとすることが疎《おろそ》かにされた事態を「ホスピスの医学化」として、寒心に堪えないご様子でいらっしゃる。不肖の弟子ではあるが、私が少し深掘りしてみたい。

本書ではこれまでに、病者の苦しみ、現代医療の問題点について考えてきた。ホスピスでは、病気しかみえなくなった一般医療の落とし穴に陥ることなく、しっかりと「病める人」に手当てすることの重要性を説いた。

緩和医療学のオックスフォードテキストブックに載っていた格言を紹介する。

A sixteenth century aphorism, penned by anonymous author, defines the role of a physician（医師の使命について、十六世紀の作者不詳の格言）

To Cure Sometimes（治せるときには病気を治し、）
To Relieve Often（できる限り苦しみを和らげ、）
To Comfort Always（常に癒やす者であれ）

（括弧内は私訳）

この格言については、前著『希望という名のホスピスでみつけたこと』においても触れたが、昨今のわが国のホスピス緩和ケア事情（「ホスピスの医学化」のこと）を深憂して、もう一度噛みしめてみたい。

ホスピスが目指すべきところ

先に示した十六世紀からの格言をがんに当てはめた場合、第一項が抗がん治療全般、第二項が緩和ケア内科、第三項がホスピス本流ということになる。「ホスピス本流」とは柏木先生から引き受けた言葉である。

この三者を比べた一覧表を作ってみた（次ページ）。

何度もいうようだが、現在のホスピス緩和ケアは、草創期に目指した理念とは違ってきた

	治す	和らげる	癒やす
診療形式	抗がん治療全般	緩和ケア内科	ホスピス本流
人間とは	生きるべきもの	なりゆきまかせ	死すべきもの
対象	がん	身体的苦痛	全人的苦痛
目的	延命	苦痛除去	その人らしさ
根拠	ガイドライン	ガイドライン	本人・家族の願い
方法	専門的知識・技術	専門的知識・技術	傾聴・共感・理解
到達点	生存期間	終末期鎮静	納得の死・いのち

ように思われる。技術革新による医療の進歩は多様な治療法を生み出し、ホスピスが生まれる背景にあった「その人らしい生を全うする」ことへの関心が薄らいでいる。がんの治癒率は向上しているとしても、人間である限りいつかは必ず死ぬ。その時に患ったがんでは死なないかもしれないが、生きている間にまたがんと診断されることもあり得る。日本人の死因の第一位はがんであることも踏まえて、がんという病気を通して、人生について、立ち止まって思い巡らせることが、充実した幸福な人生を過ごすためには大切である。

現代社会では、死へのまなざしが疎かになっているのである。この時代には死を学習すること（Death Learning）も人生を全うするために必要である。（本書197ページ「人生の店じまい」）。ホスピス緩和ケアの原点回帰ということを念頭にしてこの一覧表をもとに考えていきたい。

《**治す**》

医者というものは、基本的に病気からの完全復活を目標とするので、当たり前のこととして「人間とは生きるべきもの」として考える。悪いところを見つけてそれを取り除くために、検査、診断、治療をとことん続けようという立場である。最先端医療を駆使して、そして、目指すところは延命で、生存期間を競うのである。生存期間が長いほど効果的な治療法となる。最新の医学的知見によって、根拠に基づいた医療が行きわたるように治療指針（ガイドライン）が作られている。また、治療するためには正確な技術も重要になってくる。言うまでもなく、生身の人間を相手にしているのだから、教科書通りにはいかない。経験も重要な要素である。

《和らげる》

第二項は、がんを治すことができなくても、がんに由来する苦しい症状を取り去ろうとするものである。多くの人は、「がんイコール激しい痛み」と直感的に考えている。そういった症状を除くことが「和らげる」である。

がんを治すことが難しい病者さんだから、残された時間も限られている。そのような時期には、人生の痛みもともなっているので、生とか死とか、遺される人たちのことも考えなければならないはずだ。

しかし、緩和ケア内科では、人の生き死ににについては積極的なかかわりをもたない。かつて緩和ケア病棟に勤務していた若手医師が、「私は、人が死ぬことには興味がない」、「病者の人生に熱くかかわるのは苦手」と語っていたことを苦々しく思い出す。

緩和ケア内科医は、自分の持っている医学的知識や技術を駆使して、いかにして痛みなどの身体的苦痛を緩和できるかという点に関心を持つ。死を前にして病者さんが抱えている全人的苦痛に対するケアは疎かにされる。そこでの発想は、一般的ながんの診療科と同じで、対象ががんという病気から痛みという症状に変わったにすぎない。対処法としては痛みの原因追及のための検査であり、原因に応じて治療指針（ガイドライン）に沿った薬剤等々を指示することである。病者それぞれの個別性には頓着しない。到達点としては、苦しみのない穏やかな最期を迎えるためにガイドラインに沿って終末期鎮静がおこなわれる。

終末期鎮静とは、看取りの時期が迫ってきたときに、どうしても取り除けない全身倦怠感などの耐えがたい症状に対して、意識レベルを低下させて、穏やかに眠るように最期を過ごしてもらうための医療行為である。

終末期鎮静は安楽死と混同されやすい。終末期鎮静は、耐えがたい終末期の症状を除くための治療的処置であり、その結果として意識が戻らずに死に至ったとしても、死なせることを目的としたものではなく、安楽死とは一線を画しておこなわれている。

《癒やす》

ホスピス本流と表現したが、これがホスピス緩和ケアの原点である。まずもって、「人間とは死すべきもの」との立場で病者さんたちと出会っている。「死すべきもの」とは、かなり衝撃的な表現で後ずさりしてしまうかもしれない。しかし、ハイデガーの哲学はこれを基本にして成り立っている。死を考えることから哲学が始まり、死に向かって苦悩しながら歩んでいくのが人間存在の本質である。これを抜きにしては、本当の生きる意味も、喜びも楽しさも見出せないので、ホスピス本流ではここを大前提としている。ここから逃げたら「その人らしい人生を全うする」ことはできない。ハイデガーの哲学については、本書110ページ「人間とは」で詳しく記述している。

医者も、彼が自分のもっている死についての意識を患者にいつも語りはしないにしても、それをもっているというだけで、病気によりよく対処できるように思われる。医者は、自分もいつかは死ななくてはならないのだということ、そしてそれがいつのことでどんな原因で死ぬのか自分にもわからないのだということを、患者に向かって口に出して言う必要はないけれど、患者はそんな場合でもその配慮を感じとって、それによって病気を克服する強さをふたたび受け取ることになるだろう。それはあるいは、患者が宗教的な意見を文字通り受け取るよりも一層有効であるかもしれないのだ。

（V・v・ヴァイツゼカー）

ヴァイツゼカーの言葉は奥深い。「死」という言葉を用いなくても、誰もが心の底に持っている死のおそれに心を通わせることのできる医者が必要だという。「病気を克服」というのは、「葛藤のない状態」をさしていると考えられる（本書43ページ「病める人をみるということ」）。もし、死を前にしても葛藤がなければ、死を受け容れて、それが訪れるまでの時間をつなぐことができる。

ホスピス本流では、全人的苦痛に対応する。これは、生きづらさ、あるいは人生の痛みと言い換えることもできる。晩秋期の病者さんや家族が困っていることや気がかりなことの相談相手になるところから関係を築く。その中の一部分として身体的苦痛がある。痛みの除去が喫緊の課題であることも多いので、身体的苦痛を取り除くために、鎮痛剤を調整することからスタートする場合が多い。痛みが一段落すると、それぞれが抱えている問題をおもむろに語り始める。そこから全人的苦痛といわれる「病める人」をみることが始まる。まずは、傾聴・共感・理解することである。人物理解を進めていく間に、病者と医療者という関係から一歩踏み込んで、人間同士の間柄に変わってくる。そうすると、最後の希望が語られることも多い。その希望は願いといってもいいだろう。願いは祈りでもある。叶えられないような願いであっても、それを口にできること、そしてまわりの人たちが同じように願い、祈ってくれることはとても大きな支えであり、穏やかな死のために大切な要素となる。

そして、あとに遺るのは、平仮名でつづられる「いのち」、その死を通して遺された家族やかかわった医療者が感じる平安な気持ちや感謝の気持ち、また遺された人がこれから生きていく力である。

「いのち」の意味するところは果てしなく大きく、本書の中心的テーマである。「生きること」の根幹にあり、本書136ページ『いのち』について」で詳しく論じたい。ホスピスでは、死別というかたちで病者と別れることになる。しかし、その「かなしみ」の中から、「悲しい」というだけにとどまらないものがそこにある。

「かなしみ」が悲痛の経験には終わらず、哀憐の「哀《かな》しみ」となり、悲愛の発見となる「愛《かな》しみ」となり、悲しみのなかに咲く美しい花に出会う「美《かな》しみ」となる。（若松英輔）

愛する人を失うとき、人は悲しい痛みに打ちのめされてしまう。しかし、その愛する人の姿かたちは変わっても、それまで以上にいつくしむ哀《かな》しみとなる。時の過ぎ行く中で、少しずつ失った人との距離をとることができるようになり、夜空の星のごとき輝きをもって、遺された人の歩むべき道を照らしてくれる。このようにして、「悲しみ」は深い情愛を秘めた「愛《かな》しみ」へとかわり、幾星霜を経るあいだに、余分なところはそぎ落とされて、結晶のような美《かな》しみとして心に刻まれていく。

若松は花の美しさに失った人を映し出している。私は星の輝きにそれをみる。いずれにせよ、これは「いのち」のことをさしている。本書146ページ『いのち』は通奏低音」を参照されたい。

以上、「治す」、「和らげる」、「癒やす」という三語について、それぞれの特徴を考えてみた。再度繰り返すが、昨今のホスピス緩和ケアは、第二項「和らげる」が主流になっているが、本当に大切なことはその先にある。

柏木先生とお話しをさせていただいたときに、次のようなことも教えていただいた。

「シシリー・ソンダースにより始まった近代ホスピスの流れは、山の頂きで流れを発した水脈であり、山の中腹から流れ込んでくる水脈を取り込みながら、五十年強の歴史を経て大きな流れとなってきた。現在のホスピスの主流は「和らげる」ことだとしても、山の頂から流れた水脈は細々として目立たないものかもしれないが、ホスピス本流として主流の奥深くに途切れることなく流れ続けている。この本流は主流の大きな流れに飲み込まれたかのごとく映ることもあるかもしれないが、その流れは永遠に止むことはない」

ソンダース博士が一九九七年に来日された際に、淀川キリスト教病院でお目にかかった。そして、励ましの言葉をいただいたことは私の心に深く刻まれている。

看取る人について思うこと

ホスピス本流では、人間は死すべきものとの理解の上に立っている。病者と医療者は共に死すべき存在で、同じ限界を有する人間同士のかかわり合いということがそもそもの根底にある。弱さを共にすること、できなさにつきあうことである。医療者自身のパフォーマンスが第一に求められているのではない。その点からいえば、看取る人には、召命（calling）、あるいは天職（vocation）としての仕事を意識できることが大切である。生活の資を得るために死の看取りの仕事をするという考え方では、仕事に張り合いがなく長続きはしないだろう。

生業《なりわい》として医療を考えるならば、病者の「治したい」という気持ちと同じ方向でかかわることができる道を選ぶべきだ。本書16ページ「死という苦しみの本質」に記したように、ホスピスでの仕事は、病者の願いとは反対の方向に向かうところから始まるからである。

柏木先生は、「末期患者さんの共通の願いは、苦痛を取り去ってほしいこと、気持ちをわかってほしいこと」と語る。何もできなくて、すべてを誰かに委ねなければならない状況に置かれたとき、死を間近にした不安な気持ちをわかってほしいというのが、晩秋期のすべての人たちの願いである。ケアラーの個人的感情を抜きにして、病者を見つめなければならない。ひとりでは死ねないことをわかった上で、病者の傍らにとどまることが求められている。

死に関心がない医療者は、死の意味や重みを感じることができず、病者の心の機微を察することができない。死の場面も業務のひとつとして流されてしまうことになる。そこには、納得の死・いのちは生まれてこない。

死にゆく人に寄りそうとは、自分自身を見つめることになる。それに耐えられなければ、この仕事を続けることは難しい。看取りの仕事は重く、肉体的にも精神的にもたくましくなければならない。成熟した人格の持ち主になる努力を怠ってはならない。

柏木先生は、晩秋期の人たちとコミュニケーションをとるためにわきまえておくべきことを人間力として十項目にまとめている。①聴く力、②共感する力、③受け入れる力、④思いやる力、⑤理解する力、⑥耐える力、⑦引き受ける力、⑧寛容な力、⑨存在する力、⑩ユーモアの力である。

晩秋期の病者の力になりたいという思いを持ち続けるためには、自分自身の人間力をこういう尺度で測ってみることも必要である。自分のパフォーマンスは控えて相手に合わせることが求められている。

【たき火のぬくもり⑤】「月に行ったらよろしいやん」

甲斐さんは、六十代半ばの男性で、尿管がんと診断され腰の骨に転移がみられた。痛みの治療で一年前からホスピスに通院していた。「勇往邁進」が座右の銘とか。心身共に鍛えられたスポーツマンだった。一年間の通院で気心も知れていた。

声がかすれて、食事でむせるようになり入院となった。一週間で症状はわずかに改善していた。

検査をしたところ、頭蓋底の骨にも新しい転移が見つかり、そのために神経がマヒしたための症状とわかった。放射線治療を提案したところ、「ああよかった。これで希望が持てる」と、かすれ声ではあったが表情はなごんだ。

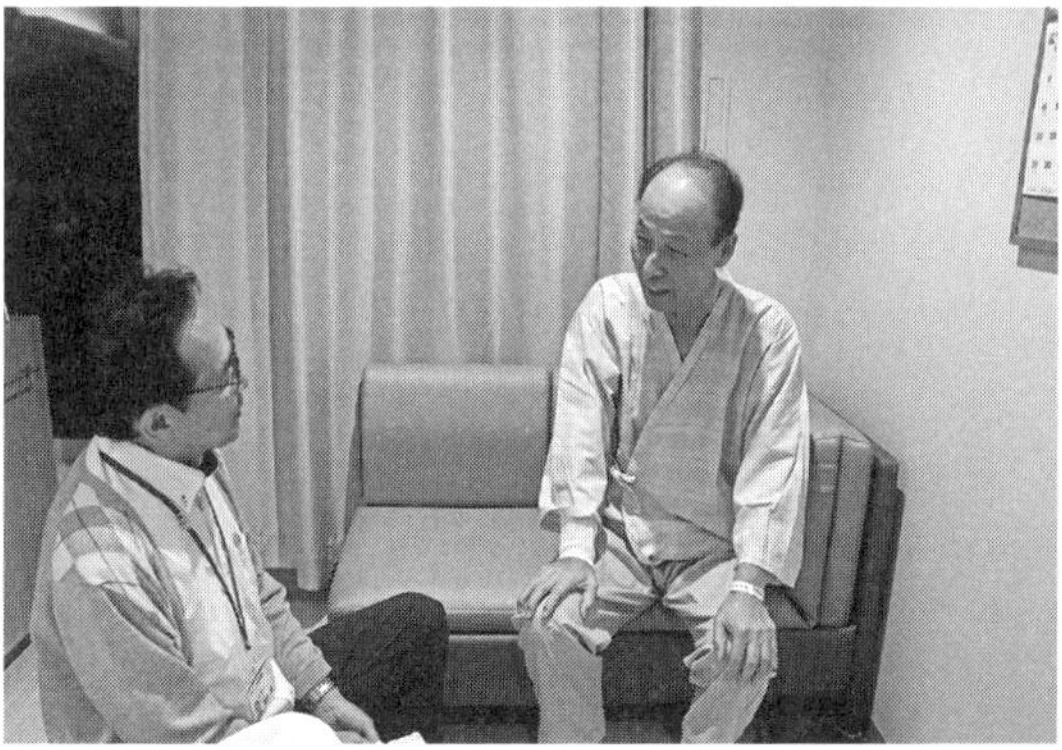
甲斐さん

その翌日のことである。

病室のドアを開けると浮かぬ表情だった。

「昨日は新たな治療のことで嬉しそうな顔でしたが、今日は元気がないですね」

「今日は、首から左の腕にかけて痛みがでてきました。食事もちょっと通りにくくなりました。何でこうなるのでしょうか。昨日は、妻とあと十年はがんばろうと約束したところです」

「新しい症状が出てきたので、心配になってちょっと落ち込んでしまったのですね。昨日は、これからや！とやる気になったばかりなのにね。まあね。人生だから、こんなものじゃないでしょうか。いいことばかりが続くわけでもないし、たいていのことはよかったり、悪かったりの繰り返しですから」

「仕事ばかりしてきたもので、妻を旅行に連れて行ったこともないんですよ。妻は海外旅行もしたことがない。北海道や沖縄にも行ったことがないんですよ」

「そうですか。ほんなら、一回は連れていかないとアキマセンね」

「結婚してからずっと、よく支えてくれた妻だから、何とか、せめて北海道くらいは連れていきたいんですわ」と涙を流した。

「この際、北海道なんて近場じゃなくて、月に行ったらよろしいやん。いままでの奥さんの愛情に報いようと思ったら、月に行ってもまだ足らんかもしれませんよ」

「そうかもしれんけどねー。月ですかー。ちょっと高いのとちゃいますか」

「これから十年も経つ間に、だいぶ安くなって、北海道に行くくらいのお金で行けるようになりますよ」

「ウーン。それで、先生のところは、奥さんは元気ですか」

「エエ、元気にしています。私も随分と助けられています」

「そしたら、先生のところとうちで、二組の夫婦四人で月に行きませんか」

「そうやね。それはいい考えですね。是非、そうしましょう。きっと楽しくなりますわ」

話は盛り上がった。お互い、賢い妻に話したら「アホなことを」と一笑に付されるだけではある。しかし、ひととき、つらさも忘れて夢の世界に浸った。

どんなときでも目標や願いを持つことは大切なことである。それが現実のものとならなくても、共通の話題は孤独感を減らして、死を意識したときの重苦しさを忘れさせる。話は大きいほどユーモアも生まれる。互いの信頼関係はこれからも続く。

ホスピスが大切にしていること

前項でホスピス本流の考え方を示した。ここでは私たちのケアを通して具体的に考えてみる。ホスピス本流の到達点は納得の死・いのちの誕生である。そこに至るまでの道筋を話してみよう。

人生の意味づけをうながす

病者から、痛みや吐き気、だるさ、不眠などの症状の訴えがあれば、まずは、その原因を探るように医者は訓練されている。その症状について、診断するために必要な事項を詳しく尋ねる。

そして、必要な場合には検査なども加えて診断する。その上で適切な治療薬を処方することが医者の責任である。そのことに異論の余地はない。

だが、「病める人をみるということ」という箇所（本書43ページ）で詳述したように、晩秋期の病者は全人的なケアを求めている。病者の願いは、自分の気持ちをわかってもらいたいということである。

本書12ページ「死にゆく人の痛み」の項で取り上げた大谷さんはまさにこのことを示した。大谷さんは一代記を語り、心の底に溜まっていた滓《おり》を吐き出した。そのことで痛みが和らいだのである。腰痛という身体的苦痛の裏側には、単なる身体的痛みだけではなく、全人的（身体的、精神的、社会的、スピリチュアル）といわれる痛みが隠されていたので、大袈裟にきこえる「ワニに喰われて振り回されている」という形容詞がついたのであろう。陰性感情（つらい、悲しい、寂しい、死にたいなど）は表現されにくい。大袈裟に表現する病者に対しては、大袈裟な表現の背後に大きな陰性感情が隠されていることに思い至ることが必要である。

また、本書43ページ「病める人をみるということ」において、「ものがたること」と癒しには密接な関係があることも示した。自分の人生を振り返ること（ライフレビュー）により、自分の過去・現在・未来を自分の辿ってきた一本の道としてつなぐことができる（経時的自己同一性）。

柳田邦男は次のように記す。

自分の一代記を語ると、不思議なことに、患者は心が穏やかになり、自分が他の誰のでもない人生を生きたことに納得して、穏やかに死を迎えるようになる例が少なくないという。(柳田邦男)

自分の人生を振り返り、個々の出来事を一巻の物語として再構成して、そこに人生の意味や価値を見つけてもらう。最後には「自分らしく生きてきたということですね」と私から語りかけると、柔らかな表情になる人たちが多い。晩秋になると、自分のなしとげた成果がどうのこうのというよりも、ここまで生きてきたこと自体に喜びを感じる人が多い。柳田のいう「ものがたること」の重要性を臨床の場でも実感する。

本書の冒頭で紹介した大谷さんと出会ってからも、病者のライフレビューを聴いてきた。病者の語り始めは、心の奥底に溜まって、口にすることができなかったつらい話が多い。そこを語り終えると、表情も和らぎ、次第に笑顔になり、楽しかった思い出、人生最高の時間について話してくれる。そして、私が病室を去ろうとする時には、笑顔と共に、「先生、忙しいのに、つまらない話を長い間聴いてくれてありがとう」と感謝を口にする。そういう一言にその人らしさが垣間見える。そして、その一言でケアする側も救われている。

「痛い」という訴えがあれば、まずはそれに対処することが最優先である。医者の視点で、痛みの原因についてあれこれと思い巡らせ、次に鎮痛剤の種類や投与量を考える。

さて、その次であるが、大谷さんのように痛みの治療が一段落したら、更なる疼痛軽減に薬剤を考えるのではなくて、一度、病者の気持ちに焦点をあてることが必要なのだ。医者は、まずは痛みを取らなくてはならないと考えるが、病者はまた違った最優先課題を持っているかもしれない。

病者の気持ちに焦点をあてる

病者の願いは、痛みの治療だけでなく、やりきれない気持ちをわかってほしいということである。

会話には内容と感情が存在する。われわれは日常生活において、多くの人と会話を交わすが、そのほとんどが内容と内容の会話である。しかし、本当に良い対人関係を保つためには感情に気づくことが大切である。相手の感情に気づくのはその人が相手に関心を持っている証拠である。したがって相手の感情に気づいていることを知らせた時に、同時に相手に関心を持っていることを知らせたことになる。（柏木哲夫）

この際、大切なことは一言ひとことの言葉に反応するのではなくて、どんな気持ちでその言葉を発しているのかという心の中を推し量りながら傾聴することである。その際には、「それはつらいですね」とか、「それは悲しいですね」というような感情の理解を示す言葉をかけていくことが勧められる。反対に、「弱音を吐かずにがんばりましょう」と安易に励ますのはよくないと柏木先生は繰り返し強調している。

病者の苦しみにつきあう

患者が「苦しんでいる」人である以上、医療側が患者の苦しみに「寄り添い」、「自らのもの」とはできないとしても、苦しみを「共にする」ことから医療が出発すべきであることは、誰にも異論はないだろう。(村上陽一郎)

苦しんでいる人に寄り添い、苦しみを共にすることから医療が始まると村上は記す。村上がいうところの医療というのは、本書の中心的テーマであるホスピスでのかかわり方に限ったことではなく、あらゆる医療現場で求められる。

病者の気持ちに焦点をあてて、まずは傾聴から始まるわけだが、そこには陰性感情が充満している。つらさ、せつなさ、やるせなさ、やりきれなさ、かなしさなどである。これらは、その病者の抱えている特効薬のない人生の痛みである。具体的には別項(本書16ページ「死という苦しみの本質」）に記した。限りある時間をすごす病者がいだく陰性感情に対してケアラーは何ができるのだろうか。傾聴・共感・理解と呼ばれること以外に何もできない。こちらから慰めの言葉を発しても、虚しく響き、意味をなさないなと感じることも少なくない。

「つきあう」という言葉

他者とのこのようなかかわりは、言葉にするときれいなことのように思われるが、現実にはなかなか大変なことである。話し始めたら何時までかかるか見通せないし、話の落とし所がみえない。日々の仕事の中で、このようなかかわり方が必要な病者からは足が遠のく。ケアラーとしては、いつも病者のこころの旅路に寄り添う心構えが必要であるが、ケアと業務との狭間で心は揺れ動き、自分の限界や弱さを感じてしまう時がある。

何もできなくても病者と共に時間を過ごすと決断し、初めは傾聴によってスピリチュアルペインを受け止めるようにする。病者の心の底に沈んでいる滓《おり》を出してもらうことが目的なので、「なるほど」、「なんと」、「ほー」、「さすが」、というような相づちを入れて、話を引き出すように努める。病者の語りは、初めはたどたどしくても、次第に滑らかになり、本人も驚くくらいによく話す。

自分のことを語り終えると、対話者であるケアラーに関心が向く。私に問いかけてきて、時にはこちらの悩みを聴いてもらう。まさに、ケアは双方向性である。

しかし、上記のように滑らかに会話が進むとは限らず、同じ内容の話を繰り返す病者にも出会う。こちらが睡魔におそわれることもある。そういう中にいると、こちら側にも陰性感情（イライラしてきて早く終わりにしたいというような気持ち）がわき上がる。これも病者に見透かされている。

こういう場合に、「寄り添う」という積極的な響きを感じる言葉よりも、「つきあう」というような、「仕方ない」というある種の開き直った感情が入り交じりながらその場に留まるという方が相応しいと思うようになった。

鷲田清一がいうように（本書43ページ「病める人をみるということ」）、ケアがなんらかの目的や効果を勘定に入れないで、「時間をあげる」ということならば、ホスピスでの弱く、限界を有する人間同士の出会いは双方向性で、互いに助け、助けられる関係であり、目指す到達点もその場、その時で変化して、何にも縛られないことになる。まさに、「つきあう」と表現した方がいいのではなかろうか。その表現の方が、病室に行きやすく、病者と向き合いやすく感じるのだ。また、病者とケアラーということではなくて、人間同士という響きもあり、こちらの弱さを見せてもいいような気楽さも感じる。

【たき火のぬくもり⑥】ホスピスが証人になる

　ホスピスで出会う病者の中には、多くを語らない人もいる。傾聴が大切といっても、話してくれない人もいる。しかし、死にゆく人の抱える問題点は話してくれない人にもあるはずだ。それをどのようにケアしていけばいいのだろう。

　岡本さんは七十歳を直前にした独身男性だった。

　半年前に見つかったがんは手遅れの状態で、食事ができるようにするために、人工肛門を造る手術だけを受けていた。抗がん剤治療を始めたが、効果がみられずにホスピスを勧められた。

　初対面では、諦めの境地というのか、いい意味での覚悟を感じた。入院して一月が過ぎたころから、がんの転移によるしこりが身体各所に目立ってきた。初めは小指くらいのものが数個で、「切り取ることはできないのか」と尋ねてきた。

　こういう場合、多数の転移の一部が表面に出てきたわけで、それだけを切り取ってもまた次のしこりが現れてくる。「見ているのも気になるけれど、ヘタに手を出さない方がいいですよ」と伝えた。

　足の付け根のしこりは、歩くことを困難にしていた。首にできたものは、わずか一週間の間にも大きくなってくるのがわかった。胸や腕が痛み、しびれも出てきた。「食事はのどにつかえるようだ」と話し、自分でしこりに触れてみて、がんが進んでいることを実感していた。

「なんでこんなになってしまったのか」、「畜生！箸も持てなくなってきた」、「死が近づいてきていると思う」と不自由になってきた右手でベッドを叩いては悔しさをにじませていた。

そのような状態ではあるが、人工肛門の処理など、自分でできることに努めていた。スタッフにも丁寧で優しく接してくれた。

岡本さんは、水回り関係の小さな会社を営んでいた。独身でもあり、仕事も生活上の問題も、責任を自分ひとりで抱えながらどうにかやりくりをしてきたと話してくれた。

ある朝、前日に降った雪が積もって、朝陽に輝いた白銀の雪景色がホスピスの窓越しに広がっていた。雪の思い出は？と尋ねると、「雪の日は仕事が大変だった思い出しかない」と冷めた表情で返してくれた。このことから、春夏秋冬、頼まれた仕事に打ち込んで、コツコツと真面目に生きてきた姿が偲《しの》ばれた。

ある日の診察で、「たいへんな毎日だけど、本当によくがんばって、立派に生きていますね。私はすぐ誰かに頼ってしまう方で、私には岡本さんのように、物事を自分ひとりで受け止めて、解決策を考えていく生き方はとてもできません。毎日の姿をそばで見させてもらって、本当に尊敬しています」と語りかけた。

岡本さんは、外の景色を眺めて無言で小さく笑っていた。

人生経験の中で培われたものが、ホスピスでの日々の生活に現れる。岡本さんは終わりの日を自覚しながら、落ち着いて見事な過ごし方をした。がん末期の生きづらい日々を改善できなくても、言い訳もせず、誰のせいにもせず、まわりに当たり散らすこともなく、自分の運命に抗うことなく、しかし、負けることでもなく、自律して現実に向き合っていた。

亡くなられた後、遠方に暮らしていた兄二人には、「ひとりの人として最期まで立派に生き切ったことをホスピスで見届けました」と伝えた。

ホスピスでの日々は、岡本さんの人生を雄弁に物語っていた。ホスピスがその事実の証人になった。

黙々と静かに生きてきた人には静かな時間を用意する。ただそれだけでもホスピスケアである。日々のケアを通して感じたことを、ケアラーから病者に伝え、その生き様を

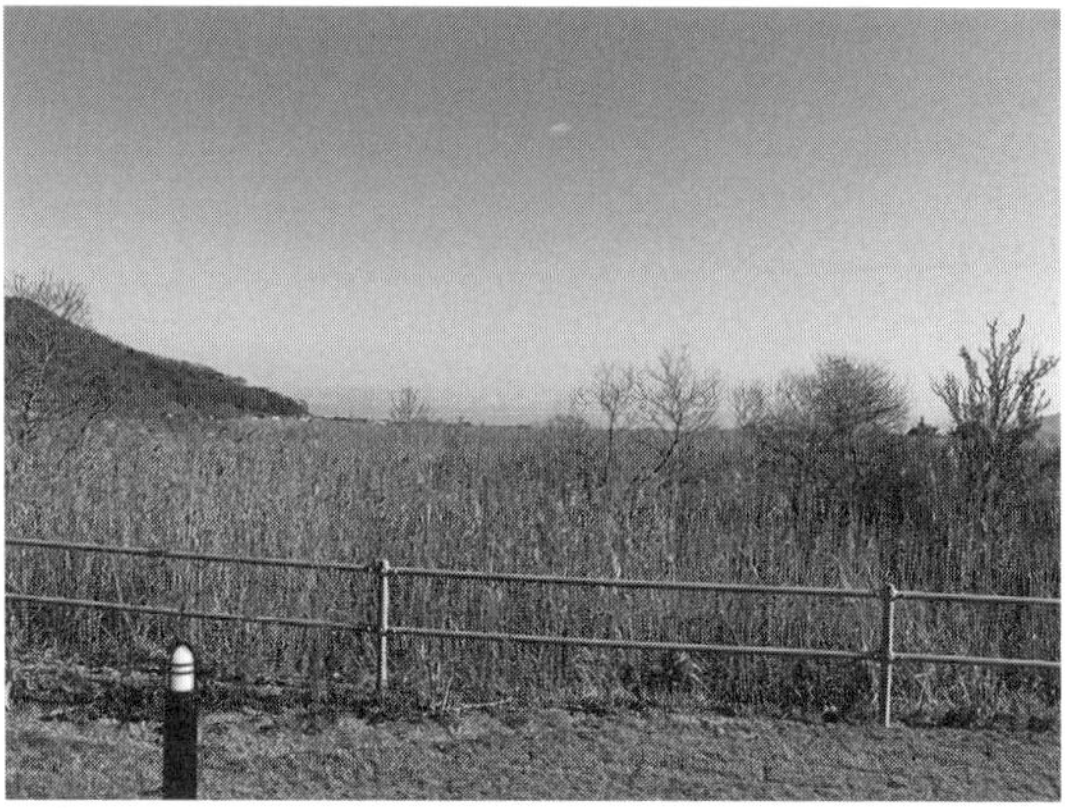
病室からの風景（西の湖のヨシ原が広がる）

承認することも大切な役割である。

コロナ禍になってからは、家族や外部とのふれあいが少なくなってしまった。そうなればこそ、ホスピスがその人の日々の暮らしをしっかりと見届けて、人生を全うしたことの証人となり、承認することが大きな役割となっている。

人はホスピスを必要としている

人間のもっとも深い欲求

エーリッヒ・フロムは『愛するということ』の中で次のように記す。

人間——あらゆる時代の、そしてまた、あらゆる文化における——人間は、ひとつのしかも同じ質問、すなわちいかにして分離を克服するか、いかにして合一を成就するか、いかにして自分だけの個体的な生命を超えて、和らぎを見出すかという問の解決に直面させられている。

人間のもっとも深い欲求は、その分離を克服し、孤独というその牢獄からのがれるという欲求である。

対人間的融合の欲望は、人間のもっとも強い欲望である。

（以上、エーリッヒ・フロム）

フロムの言葉は、晩秋期の人たちから切々と伝わってくる。診察を終えて、病室を下がる際に、「また来てや」、「待ってるで」という言葉を毎回といっていいほど耳にする。病者が私にかけるこれらの言葉は、人間の本質を表している。「人はひとりでは生きられない、ひとりでは死ねない」のである。

ホスピスケアの真髄

近代ホスピスの母と言われているソンダース博士は「何もできないことを知りながら、患者のそばに居つづけることがターミナルケアの真髄である」と言っている。

（柏木哲夫）

ケアラーにとって、何もできなくていいと思いながら病者のところに向かうことは、大きな勇気を必要とする。しっかりとかかわろうとする覚悟がいる。ライフレビューが始まると、一時間程度その場から離れられない。忍耐もいる。けれども、ここがホスピスケアの真髄なのである。

真髄について考えてみたい。「何もできないことを知りながら、患者のそばに居つづけること」とは、何を意味するのだろうか。本書16ページの「死という苦しみの本質」と題した項で記したように、ケアラーは「生かしたいけれど生かせられない、死なせたいけれど死なせられない」というジレンマの中に置かれるのである。病者の願いを叶えることができない自分がそこにいる。それを承知して病者のそばに居つづけることなのである。

自分の無力さ、限界を知ると、病者のそばから逃げ出したくなる。そんなときには、何か話さなくてはならないと焦り、「弱気にならないでがんばりましょう」というような薄っぺらな安易な励ましの言葉をかけようか、それとも、「次の患者さんが待っているから」と切り出そうか、等々、逃げ口上を考える自分がいる。そんな中でも、病者が苦しみを訴える言葉が耳に飛び込んでくる。

病者の悲痛な叫びと何もしてやれない自分の心の悲鳴との狭間で、私は、自分の本質を突きつけられているように思われてくるのだ。身勝手な、情けない、浅ましい、ずるい、きたない、いやらしい、惨《みじ》めな、恥知らずな、おろかもの、お調子もの、弱虫、あかんたれ……自分のイヤな部分が露わにされる。

その場を立ち去りたい気持ちにかられる。その場を取り繕うだけのことなら、安易な励ましを何とでも言えよう。しかし、ここで逃げ出してしまえば、この先、二度とこの病者と人間同士としてのかかわりはできないのではないかという追いつめられた思いも胸をよぎる。もっとも、この考え方も何とも身勝手なものではあるが。

どっちつかずの自分、金縛りにあったように何もできない自分がいる。去ることもできず、ただ沈黙してすごすしかない中、病者から、その場をつなぐ言葉が発せられる。我々ケアラーへの関心を示す言葉であり、感謝の気持ちを伝えようとする言葉である。そうすると、ケアラーは病者から励まされていることを感じ、また癒やされ、救われるのである。

このことからわかることは、病者は病者なりにこちらを見定めて、ある種の配慮をもって対話しているということだ。医療者が病者をみる以上に病者は研ぎ澄まされた感性で医療者をみている。同じ人間同士で、上下関係はないはずだ。だが、現実には医療者は、知らず知らずのうちに病者を見下してはいないだろうか。

病者がケアラーへの関心を示す言葉を発するとき、病者と医療者という関係が崩れ、ひとりの人間として互いに対等な関係に変わる。病者の望みを何も叶えられない自分が病者に受け入れられ、できなさや弱さで病者と通じ合う瞬間が訪れる。「医者＝私」と「病者＝あなた」という関係ではなくて、「わたしたち」という関係になる。有限な同じ時間を共に生きる者同士になる。この他者との一体感を「いのち」と呼ぶのである。

ひとりでは死ねない

ホスピスの働きを通してわかったことがある。それは、人間という存在は「ひとりでは死ねない」ということである。古今東西、老若男女、人間は必ず死ぬ。そのことにおそれを覚える。死ぬときに苦しむのではないかと不安になる。だが、ホスピスで経験する限り、誰もが穏やかに死ぬ。死ぬときに苦しむのではないかという心配は必要ない。

ホスピスで痛みのケアなどを通して迎える死ならば、当然かもしれない。ホスピスの何がそうさせるのであろうか。痛みの治療のエキスパートがいるのだから、他に比べて麻薬の使い方が上手だからということもあるかもしれない。

それもあるかもしれないが、最も大切なことは、死にゆく人たちの死に至る過程に最期まできあうからである。弱っていく過程を、それを自然な、あたりまえなこととして温かく見守るからである。自分ひとりの力でできていたことが、次第にできなくなっていくとき、その道すがらを伴走者と共に過ごすことができれば、なんのおそれもなく弱っていけるのだ。ホスピスは伴走者の役割を果たしているのである。病者をひとりで死なせることはしない。

倫理学者の小原信は次のように記している。

人の死は身代わりのきかない絶対の孤独であるが、よく知っている者がそばにいて助死者的な役割をはたしてくれることで、あたたかい幸福な死を迎えられる。当人がこれまで生きてきたことを感謝し、まわりと和解し、互いの赦しを確信できる有終の死には、生きること、死ぬことへの言いしれぬ感動と感謝が隠されており、まわりに光を発散する。（小原信）

医療者として自分に何ができるかということを考えたときには、何もできないという現実の前で立ちすくむ。しかし、そこで引き下がるのではなく、何もできなくていいから、晩秋の病者のところへ出向く。医者としてではなく、ひとりの人間として出向く。自分が見捨てられていないことを感じるだけで病者はその時間に意味を見出すことができる。弱さ、できなさでひとつになることが、「いのち」を生み出し、生死の壁を崩し、穏やかに死を迎えることができる。

医者としては何もできないが、「先生に背中をさすってもらうなんてもったいない」と手を合わせてくれる病者がいる。また、「先生に会えて生きていてよかった」と語ってくれる病者もいる。

ホスピスの存在意義は、死にゆく人をひとりぼっちにしないで、死にゆく過程を共に歩む伴走者になることである。そして、人生のゴールまで手を携えて導き届けるのである。伴走者があってこそ、「その人がその人らしい、人間としての尊厳を保って人生を全うする」ことができる。納得して死ぬためにはホスピスケアが必要なのだ。

【たき火のぬくもり⑦】心の琴線にふれる

山田さんは五十代男性で、喉頭がんのために筆談で会話をした。食事が摂《と》れなくなってホスピスに入院となった。点滴を開始したのだが、それを見て、山田さんは私に尋ねた。「この点滴には四十三カロリーしか入っていないけれどこれでいいのですか」と。私は、「これでいいんですよ」と答えた。四十三カロリーといえば、成人男性の一日の必要カロリーと比較すると、雀の涙ほどのカロリー量である。それでも私はこれでいいと返事をした。

しばらくの沈黙の後、山田さんは嗚咽《おえつ》した。私は戸惑った。まさか、泣き出すとは思っていなかった。このまま立ち去るわけにもいかず、どうにかして四十三カロリーの意味を説明しなければならなかった。どのように声をかけようかと思案した。

山田さんは痛みのために半年ほど通院を続けてきたので、山田さんと私の間には信頼関係が築かれていた。それをふまえて、『聖書』の話をしてみた。

「こんなことを言っても慰めになるかどうかわかりませんが、『聖書』にはこんなことが書いてあります」と前置きして、「空の鳥は自分でタネを蒔《ま》くことも刈り入れることもしないのに神様がちゃんとその日一日は養ってくださる。野の花も自分で紡ぎもしなければ働きもしない。今日は生えていて明日には炉に投げ込まれるかもしれない野の草でさえ、可憐な美しさを与えられている。何を食べようか、何を飲もうか、何を着飾ろうかと思い煩《わずら》うなと書いてあります。だから、今日一日のカロリーは十分に与えられています。明日の命、一週間後の命、一カ月後の命については、私自身のこともわかりません。それは山田さんも私も同じです。だけど、今日一日に必要なカロリーはその人に応じて神様から与えられますよ」と結んだ。

「その話は知っています。気休めは言わなくていい」と山田さんはメモ用紙に書いた。そして、あろうことか、俯《うつむ》いてまた涙をこぼし始めた。再び沈黙の時間が訪れた。

私には、もはや語る言葉は何もなかった。小さな椅子に腰かけて、ただそばにいるしかなかった。どうしていいのか、打つ手はもはやなかった。

十五分ほど経った頃であろうか、山田さんが沈黙を破った。「心の琴線にふれると涙があふれます」とメモ用紙にしたためていた。

それ以降、山田さんと私は同じ地平に立って歩んだ。三週間後に山田さんは旅立ったが、私を生かす力として今も私の中で生きている。

（山田さんのことは、拙著『死をおそれないで生きる―がんになったホスピス医の人生論ノート―』に詳しく記した。）

【たき火のぬくもり⑧】「はよう死なせてほしい」

　中村さんは七十代後半女性だった。腹水のためにお腹《なか》はふくらみ、下半身にはかなりのむくみがあった。黄だんもあって、そのためにかゆみを訴えた。腹痛もあったが、それは痛み止めが効いて、当面の苦しさとはなっていなかった。

　妻として、嫁として、母として、その務めを果たしてきたという。また、外向的な明るい性格で多くの友人を持ち、華道の師範としてお弟子さんたちとの交流があった。地域の中でも信頼が篤く、自治会の中心的役割を果たしてきた。

　自分の病気についてもよく知り、初対面の時から死を受け止めていた。いわゆる、終活も済ませたとのことであった。

「もういつでもかまいません。できるだけ早い方がよろしい」、「もう、しんどいです。はようお願いします」、「安楽死はできませんのか」……

　身の置き所がないだるさがあり、かゆみも強く、回診の度に、苦しそうな表情を浮かべていた。薬もいろいろと試したが、かゆみは続いた。そして、上述の言葉が洩れてきた。

　一方で、友人からの電話には、努めて明るい声で話していた。水分や、好きな食べ物は少量だったが口にできた。

「友だちは、はやく病気を治してもどっておいでと励ましてくれる。誰も、私がこんなに苦しんでいるとは思っていない。もうかなわん。なんでこんなに苦しまなければならんのやろ」と涙をこぼした。

「こんなに苦しまなければならないようなことは何もしていないのに、最期に、どうしてこんな目にあうのだろうと考えてしまいますね」と言葉をかけると、大きく頷《うなず》いた。そして、肩を震わせてむせび泣いた。

　聴診器で胸の音を聴き、腹部の診察を終え、私から声をかけた。

「ほんとにしんどいのだろうと思います。しんどい中でも、こうして生きてるのは、本人にとってはつらいかもしれません。けど、みんなの励みになっているのかもわかりません。やっぱり、多くの人にとっては中村さんには生きていてもらいたいのかもしれませんよ」

　この言葉を聞いて、さらに肩を震わせた。

「もし、こんなに苦しんでいるのが、自分ではなくて、自分の大切な人、たとえば、息子さんや、お孫さんやったらどうでしょうか。中村さんの性格だったら、自分が代わりになってあげようとするかもしれませんね。ひょっとしたら、今がそういう時かもしれませんよ。自分にとっては何も意味がない苦しみかもわかりません。でも、自分にとっては意味がなくても、自分が大切にしている人にとっては大きな意味のあることかもしれません。息子さんやお孫さんが元気で過ごせている影の力が、今の中村さんの中にあるのかもしれませんせん」

しばらく嗚咽が続いた。あまりに肩を震わせるので肩をさすっていた。

「ありがとうございました。かき氷をください」と十分ほどで中村さんは落ち着きを取り戻した。

その後の回診でも、同じように「死にたい」と訴えた。私は何も語らずに、ただそばにいた。中村さんも何も話さずに、沈黙の時間を過ごした。そんなときに携帯電話が鳴ると、弱さをみせないように応対していた。

二週間後、軽い鎮静の中で旅立った。ここに紹介した会話は、中村さんにはどのように響いたのだろう。それ以上に会話が深まることはなかった。

コロナ禍の中で、面会制限を余儀なくされ、孤独な時間が増えた。いつものホスピスのように家族や友人の面会が自由であれば、中村さんの別の面が発揮されて、これほどまで悩まずにその人らしく人生を全うできたかもしれない。

ここからコロナ禍を経験して、ホスピスケアについて改めて学んだことを話してみたい。ここでは、五類感染症移行前の対応を記した。

外出、外泊、面会の制限

新型コロナウイルスの伝搬経路は接触感染、飛沫感染、エアロゾル感染といわれる。そのために密閉、密集、密接の三密を避けることが基本とされる。そうなると、ホスピスが大切にしている「寄り添うこと」、「つきあうこと」が物理的にも心理的にも難しくなった。

入院に際しては必ず抗体検査が陰性であることを確認した。晩秋期の病者は免疫力が低下していることから、感染のリスクが増えることを避けるために、外部との接触を減らさざるを得ない。そのために、病者が院外に出かけることもできない。どうしても院外に出るときには、一度退院という扱いになった。そして、再入院に際しては、新型コロナウイルスの抗体検査を受けてもらう。もし陽性となった場合には、コロナ患者として相当の病院へ行くことになる。

面会についても、面会時間、面会回数を制限した上で近親者に限り許可することになった。我々のホスピスは病院一階に位置するので、直接出会うことができなくても、部屋の外から窓越しに姿を見ることができた。

しかしホスピスでクラスターが発生したときなどは、その面会も中止せざるを得なかった。

全人的苦痛の増加

外部との交流が減り、ひとりで過ごす時間が増えてしまった。一日の生活に変化がなく、「退屈だ」と嘆く病者が増えた。外部からの刺激が少ないと自分自身の変化に敏感になる。痛みなどの身体症状が現れやすい。他者と話していると忘れられるような痛みでも、ひとりでいるときには、簡単にやり過ごすことができなくなってしまう。

夜も安眠できず、不安が大きくなって、せん妄（一時的に落ち着きをなくすこと）が生じる場合もある。その結果、向精神薬の使用量も増える傾向にあった。

また、スピリチュアルペインを覚える病者が増えた。孤独感が高じてきて、生きることにつらさを覚える。家族と自由に会えないことから、社会と隔絶された閉塞感の中で過ごすことになり、生きる意味や目標を見失い、死を望む声が多くなった。スピリチュアルケアは死の受容の援助であるが、孤独感が強まる中では、一段とむずかしいテーマだった。

家族にとって死を受け止めることが難しい

家族は、週に一～二回と限られた形でしか面会ができない。病者の日々の変化を感じ、またスタッフとも会話を重ねていけば、自然に覚悟ができてくる。しかし、「一日でも長くがんばってほしい」と願っている家族にとっては、一週間ぶりに見る病者の姿は予想を超えて変化している。

がん終末期には病状の進行が速いことが多いので、家族には面会のたびに衰弱の度合いが激しく映る。それを受け止めることで精一杯になる。「どうしてこんなに悪くなったの？」、「苦しかったね」、「私にはしてあげることがもっとあったのかな」という思いが先に立つ。過去の方に目が向きやすく、近くに死が迫っていることと結びつかない家族も多くなった。

残された時間が一週間を切る頃になると、面会の制限を緩和しているが、制限された中では、病者にも遺される家族にもやりきれない思いは残ってしまう。死別後の悲嘆も強く表れることが懸念される。

ホスピスケアの中には遺族ケアも含まれている。「ライラックの会」と称した遺族ケアの会を定期的に開いてきたが、それも中止せざるを得なかった。コロナ禍以降、遺族からの希望があるときに個別に面談をおこなっている。しかし、個別の対応では、遺族の悩みを当事者同士で話し合うことができない。そのために、それぞれの悩みを互いに分かち合うこともできない。閉じこもりがちな遺族のためには、大きな開かれた遺族ケアの場が必要だと感じている。

ケアと感染予防の板挟み

ケアする側の負担も増えた。入院している病者さんはマスクを外しているが、ケアにあたる側のスタッフは常にマスクをしている。この状態は、病者さんからすれば、スタッフとの距離を感じ、表情を読みとることがむずかしくなる。寄り添い、こころを通わせることがホスピスの大きな持ち味であるが、感染予防という観点からは、それ自体がむずかしくなった。

ホスピススタッフは、入院時に家族に面会制限について説明する。家族の気持ちにも配慮しながら誠実に説明したとしても、家族には面会制限そのものが受け入れられないことが多い。「死を間近にしている今、面会制限を言い出すとは、それでもホスピスか」、「状態が悪いと説明しておきながら、なぜ会わせてもらえないのですか」と声を荒らげて怒りが発せられることもある。ホスピススタッフは、面会制限の説明だけでかなりの労力を傾けることになる。ときには、病者や家族とスタッフとの間に溝ができる。寄り添うはずが、対立してしまうこともあり、人間同士の触れあいから生まれる「お互いさま」を基本とするホスピスケアを難しくしている。

面会制限については、病院全体の取り決めに従っている。実際には、看取りのときが近づいた場合には徐々に制限を緩和しながら、できるだけ悔いの残らないお別れの時間をもつように個別に工夫している。

ボランティア活動休止の痛手

我々のホスピスは、二〇〇六年のオープン以来、ボランティア活動が続けられてきた。しかし、外部との交流が制限されたために、休止せざるを得なかった。この数年間、医療スタッフだけのホスピスケアを続けてみて、改めてボランティアさんの存在意義を感じた。ボランティアはホスピスには必要不可欠である。ボランティアさんがいないホスピスには、温かみや優しさ、まろやかさがなくなった。病者と医療者だけのホスピスは何かしら静まりかえっている。

ボランティアさんが担っていたサービスもできず、看護師や介護士が代行するのだが、とても同じようにはできなくて、最低限のところにとどまってしまう。病者さんや家族が楽しみにしているサービスを継続するためにはボランティアの存在は欠かせない。ホスピスらしい持ち味はボランティアさんによって支えられていることを再認識した。

コロナ前に活躍してくださった方々のお顔を思い出し、お名前を叫んで、活動再開の日を心待ちにしている。

ホスピスにコロナの波が押し寄せたとき

ホスピスにもクラスターが発生したことがあった。病室を訪れるときには、感染予防のために、防護服を着用し、キャップ、ゴーグル、フェイスシールド、N95マスク、手袋をする。そして、診察が終わると、部屋の中でそれらを外してから部屋を出る。次の病者を診察する際にはまた改めて防護服一式を着用する。こういうことを一日に十回以上繰り返すので、病者を訪れるだけでかなり神経をすり減らしていた。

また、病室では、病者の求めに応じて、実際に抱き起こして水を口に含ませることもあった。弱っている病者は、水を含むときにむせてしまい、咳込むことがある。いくらフル装備とはいえ、至近距離で飛沫を浴びると、これで私自身がこの感染症にかかっても仕方ないと思ってしまう。そして、それが原因で死に至る場合もあるかもしれないと覚悟しながらかかわっていた。

また、ホスピス入院中の病者さんとスタッフ全員に抗体検査をする。病棟に関係するスタッフがすべて陰性になるまで、抗原検査や抗体検査を繰り返した。

スタッフが陽性ならば、症状がなくてもそのスタッフは一定期間は休まなければならない。その分を残りのスタッフがカバーすることになるが、通常の員数の半分くらいになった時期もあり、仕事量がかなり増えてしまった。もし感染が長引けば、少ないスタッフ数では病棟の業務自体が成り立たず、いわゆる、医療崩壊も他人事ではなくなる。そんな思いをしながら「つきあう」ことは、想像以上に困難なことであった。

また、感染した病者が亡くなったとき、ご遺体を納体袋におさめ、家族との最後のお別れのために時間を割くこともなく、葬儀業者にご遺体を渡した。棺はガムテープで密封された。何ともいえない空しさ、疲労感に包まれた。

在宅での看取りが増加

面会制限のために、最期に会いたい人との面会も叶わずに、旅立つ病者が多くなってしまった。その中で、自宅に戻り、小さなお孫さんやペット、近所の人たちなど、病院では面会できない人たちとも自由に会えることを選ぶ病者さんたちも増えた。

一度はホスピスに入院してもらう。症状の緩和を図り、自宅での緩和ケアを可能にするために、訪問診療医や訪問看護師、ケアマネージャーなどと必要なことを調整する。また、ホスピスへの再入院はいつでも可能なことを伝えて退院することになる。

このような形で在宅緩和ケアを勧めてきた。かつては、病者は家族に負担をかけること、家族は急変時の対応を心配するあまり、在宅ホスピスケアになかなか踏み出せないことが多かった。

しかし、この感染症の影響で、ホスピスでの面会制限よりも、家族が協力体制を組んで自宅で最期を過ごすことを選ぶ病者、家族が増えた。

コロナ禍から学んだこと

面会制限で病者と近親者とが自由に往来できず、苦い思いをしている病者・家族が増えた。死を身近に考える機会の減った現代人にとっては、この感染症の影響で、別れの準備不足の中で死別のときを迎えることになった。病者にもその家族にも死を受け止めることが更に難しいことになってしまった。

今後もパンデミックはやってくるだろう。二〇二四年元日には能登半島で大きな地震に見舞われた。他にも地球規模の気候変動が起きているので、いつ生命の危機に遭遇するか、誰もわからない。「戦争」という二文字も、考えたくはないが、昨今の世界情勢をみると気がかりのひとつではある。

そうであるならば、パンデミック、大地震などの非常事態においては、最期の別れはできないものと諦めるより仕方ないのではないだろうか。一期一会という言葉があるように、いつもこれが最後という気持ちで出会うより他ない。その覚悟をもって日々の生活を送ることである。面会制限を嘆く家族には、このことを話してきた。

私は、がんになりながらもこうして二十年近く生かされている経験から、死と隣り合わせに生きているという自覚があり、このような言葉がすぐに出てくる。

しかし、死が遠くなっている現代人にとっては、受け入れ難いことかもしれない。各人が、いつ襲ってくるかわからない死を学習すること（Death Learning）は非常に大切なことである。

私たちのホスピスでは、旅立った病者がホスピスを後にするときに「お別れ会」をしている。亡くなった病者を前にして、家族（遺族）と医療スタッフが集まり、病者の人生を振り返るのである。コロナ禍になってからは、先述のように実際に面会できる時間も減ったため

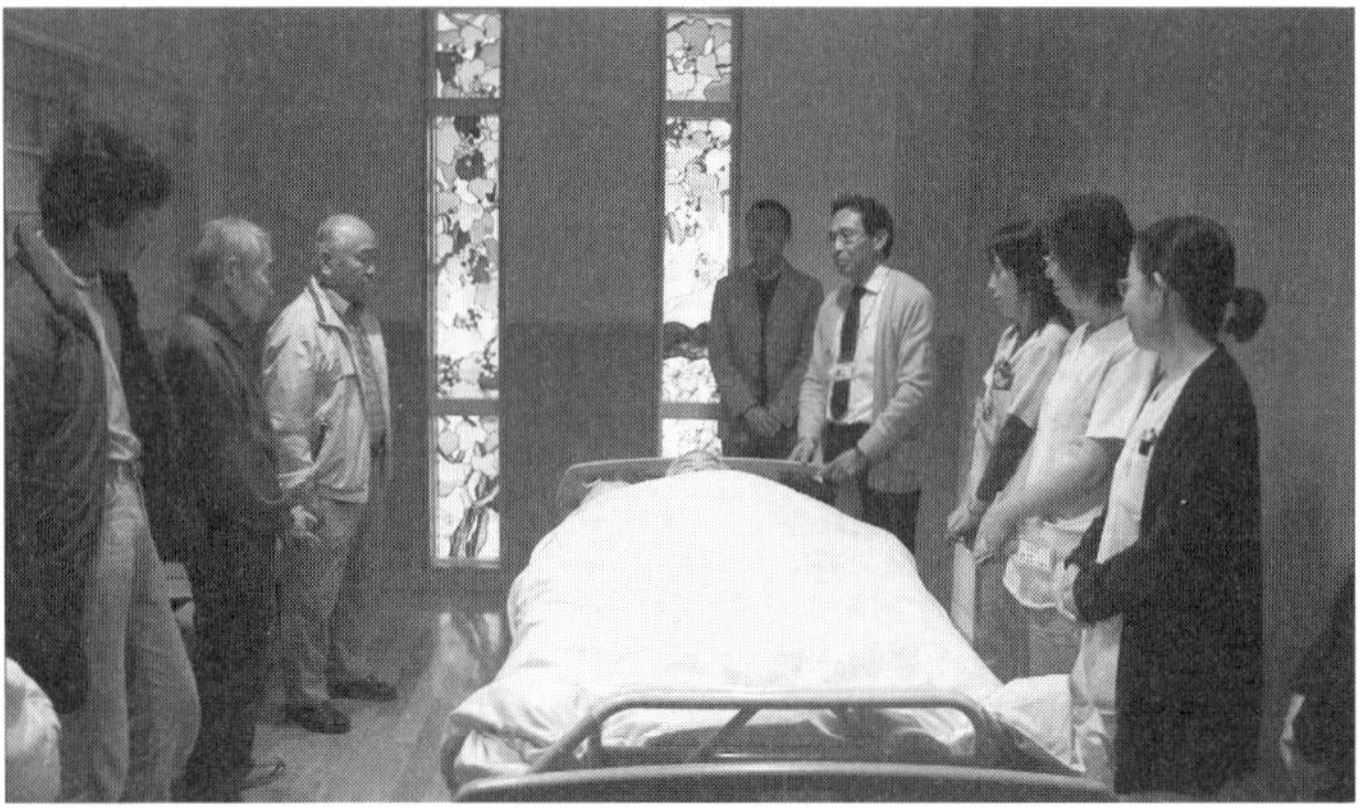
お別れ会

に、家族にはホスピスで過ごした最後の日々の様子がわからない。人生最終盤の様子や病者が語っていた言葉を家族に伝えることがとても大切だった。ケアラーが病者さんとかかわったときに感じたことを家族に伝えることが大切な家族（遺族）ケアになった。コロナ禍では家族の大きな慰めになっていた。

面会制限で孤独な時間をすごし、自宅に帰りたいと願う病者が増えた。自宅で最期をみようと思う家族も増えているので、その意味では、この感染症は、「家で死にたい」を実現する方向へ、時代を動かす原動力になったともいえよう。

新型コロナ感染症の影響について記したが、この経験は人と人とのつながり、支え合いという人間が生きるために大切なことを改めて気づくきっかけになった。厳しい環境の中での深いかかわりを通して、より人間的なケアを学ぶ機会になった。

II

1　人間の謎に迫る

【たき火のぬくもり⑨】戦争体験者の語った苦しみ

わが国の戦争体験者のラストメッセージをホスピスで聴いてきた。彼らの誰もが、戦争には反対していた。

駆逐艦に乗り組み、被弾したときに傍にいた兵隊の肉片が飛び散ったときのことや、魚雷は十発に一発もあたらなかったと振り返った人。満州から引き上げる際にロシア兵に陵辱された八十歳を過ぎたおばあちゃんの姿が忘れられないと涙を流した人。玉音放送後、割腹自殺した上官の無残な光景が思い出されて時々呻《うめ》き声を上げてしまう人。人間魚雷回天で出撃間際に終戦となり、死に損ねた人間として生きて、自分の人生は何だったのかと苦しみ続けた人。

その語り口は、数年間の戦争体験がその後の人生に大きな影響を及ぼしていることを表していた。それも人の前で語ることのできない滓《おり》のように、心の奥底に潜められて人生に暗い影を落としていた。彼らの言葉には、戦争のむごさの実体験を語らなければ、死ぬに死ねないという魂の叫びが込められていた。

私に戦争体験を話してくれた先達たちは、天国から今日の世の中をどんな思いで眺めているであろうか。苦々しい想いであることに違いないであろう。あれだけ口を酸っぱくして、「戦争はアカン」と釘をさしていたのにもかかわらず、昨今は、わが国でも武器使用範囲の拡大、防衛費の増額等、再軍備への道程を歩んでいる。戦争体験者が死に絶える頃に再び戦争への道が拓かれるといわれる。

二〇二二年二月に始まったロシアのウクライナ侵攻は三年目の冬を迎えた。あれだけ非人道的なことがおこなわれているのに、国際社会はそれを知りつつも止めることができない。そこには人間というものの限界が示されているように思われる。

思えば、今日プーチンがやっていることは、かつて日本が東アジアの国々に対してやってきたことなのである。その結果として、先ほどの戦争体験者の嘆きが生まれた。戦争には勝者も敗者もない。拭い去ることのできない憎しみが後に残るだけである。

ロシアの文豪、ドストエフスキーの『カラマーゾフの兄弟』には、ロシア正教会のゾシマ長老の言葉として次のように記されていた。

「人間はだれでも、すべての人に対して罪があるんだよ、ただだれもそれを知らないだけなんだ、もしそれを知ったら、すぐにでも天国が現われるにちがいないんだ！」

人間はお互いに関係し合っていること、存在を認め合うことが大切だと伝えている。武力には武力をもって対抗するのではなく、同じ人間としてのかなしみを共有しながら生きていきたい。

（亀山郁夫訳）

人間とは

現代人の特徴

私は一九五一年生まれで、団塊の世代と呼ばれた人たちに僅かに遅れて生を享けた。モノの豊かな時代を生きて、二十一世紀になり、東日本大震災と福島第一原子力発電所の事故、新型コロナ感染症の世界的流行、ロシアによるウクライナ侵攻、また地球規模の気候変動による災害の増加など、日々の生活に多大な影響を及ぼす事態が次々と起きてきた。そして、二〇二三年十月にはイスラエルでも積年の紛争にまた火がついた。こういうことを考えてみると、これまでの物質的豊かさを享受できた時代は去ろうとしているのだろう。先行きに不安を覚える時代になり、もう一度「人間が生きること」について考える必要が生じてきた。

現代の風潮を踏まえて、フランクルの研究家である哲学者の岡本哲雄は次のように現代人を評している。

後先考えず、ただその時々の自己中心的快楽を満たすことのみを人生の原則とし、その原則で人さえ殺めてしまう「仮の生活態度」、すべてを運命のせいにする「宿命論的生活態度」、政治的ポピュリズムや安易なナショナリズムの台頭にみられる「集団主義的傾向」、宗教原理主義やカルト集団への「狂信」、子どもや若者のやる気の喪失、自発性の欠如、無関心、無感動、他人志向と指示待ちといった傾向、また不登校、ニート、引きこもり、摂食障害といった現象も無関係とは思えない。そして大人の「うつ」、豊かな社会における自殺者の増加は言うに及ばず、DVや児童虐待にも何らかの仕方で関連している。〈中略〉その根本には、「実存的空虚」（＝一人ひとりの独自の存在意味が見失われている状態）という事態が、潜伏している。問題は、そのことに気づかれないままに状況が深刻化していくことなのだ。（岡本哲雄）

岡本は二十一世紀の時代精神の病理として、フランクルの言葉を用いて、「実存的空虚」が現代人に広く蔓延しているという。エーリッヒ・フロム（本書125ページ「自分のごとく生きる」）が半世紀前に看破していたように、現代はすべてをモノに換算して価値を見出している。フロムの時代よりもさらにモノが溢れ、容易に手に入るような時代になった。むしろ、モノを手放すことが難しい時代である。断捨離が勧められて久しい。そのような背景の中で、「実存的空虚」が生まれてきた。

「ネット環境の質が生活の質に直結する時代」というＣＭにもみられるように、スピードやバーチャルなつながりに頼ってしまい、人間は自己中心的な内向きの発想になり、日々の生活の中のちょっとした生きづらさにも対応できない人たちが多くなっているように思われてならない。

人と人とが出会い、話し合うということが減り、物事を決めるのにも、ＩＣＴ（Information and Communication Technology）を駆使することによってなされる。駅に行けば自動券売機にお金を入れるだけでよいし、改札口も自動である。買い物もセルフレジでお金を入れるだけで済む。もっとも、買い物は出かけなくても、パソコンに向かいキーをたたくだけで欲しい物が手に入る。誰とも話すことなく自分ひとりで生活できる時代である。新型コロナ感染症の世界的流行がその傾向に拍車をかけていることは否めないが、日常から会話が減っている。

人間観を養う

岡本は次のように記す。

この世に自分の意志で生まれてくる人間はいない。自らが存在しているということは、実は深い《謎》である。〔中略〕だから、人は、自己が生きることの〈意味〉を問わざるを得ない、また問うことが可能な存在である。（岡本哲雄）

人間存在は実に深い謎で、人間はその意味を常に問いかける存在でもある。われわれも人間の謎に一度は向き合い、苦しさに充ちた人生を生きる根拠について思いを巡らせてみたい。この問いは人間にとって永遠のテーマである。医学、哲学、神学、法学、文学などすべての学問はここから始まりここに終わる。しかし、それらはすべて、考え方のひとつを示しているに過ぎない。真理に至る道程を示すことはできても、真理そのものを表すことはできない。

一般的に、人が「あるひとつのこと」を理解するとき、それはその人がその置かれた場所で、つまりその人の人生の流れ、積み重ねの中で理解するということにほかならない。絶対的真理というのはないのだろう。他者の言説がその人なりに解釈されて、それがその人なりに納得できたことであれば、それでよいのではないか。人生の謎を解くカギは人の数だけあるのだろう。

死にゆく人たちとかかわるようになってからは、死別の悲しみを通して、旅立っていく人から私自身が生きていく力をもらっているような気がする。このような経験から、私は人間について、死について深く知りたいと思った。

ハイデガーの人間観

実際にホスピス医として晩秋期の病者と出会うとき、死をどのように考えたらいいのかと悩み、いろいろな本を手にしてみた。そこによく出てきた名前は、「ハイデガー」だった。ハイデガーの哲学は「死の哲学」と呼ばれている。彼の人間観について勉強することが死を理解するためには必須なことと考えるようになった。いつかはハイデガーを勉強しようと思っていた。

二〇二〇年の春先に血液を大量に吐いてしまい、一時気を失っていた。結局、胃ジスト（消化管間質腫瘍）と診断され、手術を受けたのだ。わが人生では二度目のがん体験だった。そのために、四十日ほど仕事を休んだ。その時がハイデガーを読むには絶好のチャンスだった。『存在と時間』（細谷貞雄訳、ちくま学芸文庫）を精読した。難解な書物で解説本を参考にして、自分なりの理解を試みた。

ハイデガーが伝えたかったことをどの程度理解できたか、自信はないが、人間の見方について合点がいったところもあった。二十世紀最大の哲学者の一人といわれるハイデガー（一八八九―一九七六）の人間観を学んでみたい。

『存在と時間』から、ハイデガーの人間観を私は以下のようにまとめてみた。

ハイデガーは、人間には三つのトゲがあるという。「死の不安」と「負い目ある存在」と「良心の呼び声」である。これらを実存現象と呼ぶ。人間とは、自分の意思とは無関係に世界に投げ込まれた存在であり、否応なしに死へ向かって歩む存在である。そして、「死の不安」を抱えながら生きていく。その前提条件の中で人（現存在）がいかに生きるべきかを問うときに、「負い目ある存在」と「良心の呼び声」が想起される。「負い目ある存在」とは、自分の存在を自然に与えられたものとしてではなく、引き受けるべきものとして覚悟することである。「良心の呼び声」とは、世間に埋もれた非本来的な頽落《たいらく》した自己（死の不安から逃避した人）から本来的な自己（死を覚悟して生きる人）へ戻るように働きかける内なる声だという。

人間とは、将来の「死の不安」に対処するために過去を振り返り、「負い目ある存在」であることを知り、今、この時（現在）を「良心の呼び声」に従って将来へ企投していくということである。将来⇩過去⇩現在⇩将来⇩過去⇩現在……というサイクルで時が熟するという。

また、ハイデガーは自分ということについて、「自分とは○○である」という形で表すことができないという。近代哲学の開祖、デカルトが「われ思う、ゆえにわれあり」と言明したが、その「われ」が定義できないというのである。自分という存在は定義できないという。

では存在というのは何かというと、時間のことである。自分の存在というのは、将来、過去、現在という時間性の三つの次元が相互に連関しながらが統一を形作ることだという。存在とは時間の流れの中にあり、その時間は自分の力の及ぶ範囲外にあるので、「自分」とは脱自的存在なのである。

私の頭の中で解釈すると次のようになる。人間は時間という流れの中に浮かんでいるにすぎず、自らのエンジンで自らを前に進められるものではない。川に浮かぶ木の葉のように流されて、その時の流れの中で遭遇する出来事に翻弄されながらも幸福感や充実感を実感することである。時の流れの中で自分が熟成されていくことを感ずればよいのだろう。それが自分を生きることである。

本当にむずかしい。自分なりにわかったところだけつまみ食いした感は免れないが、人間存在のモヤモヤを考えるためにはとても役立った。通常、人間は、死ぬという不安を抱えながら生活しているが、死をまともに考えようとはせずに隅に追いやって生活している。しかし、人間本来の姿は、死はすでに生まれたときから自分の中に宿っている。そうであるなら、死から目をそらさず、覚悟をもって生きなければならないとハイデガーの哲学は説いている。

この本を読んでみて、人生の宿題をひとつ片付けたような気がした。また、死にゆく人たちの苦しみをより深く、ゆとりを持って受け止められるように思えた。人間とは死の不安から逃れられないので、苦しむことはあたりまえなことだと思うことができた。「どんとこい！死の不安」という心境である。

私は中学一年で洗礼を受けたことにより、負い目を重く感じつつ、クリスチャンとしての生き方（良心の呼び声）を問い続けてきた。信仰と実生活の狭間で、悩み、もがきながら中途半端に生きてきたが、それは人間としての本来的な姿であり、そのことにも意味や価値があると、ハイデガーの哲学を学んで、近頃になって気づくことができた。中一で洗礼を受けたことはまちがいではなかった。本書２０７ページ「わが行くみち」に私のライフビューを記した。

なかなか死ねない時代といわれ、死が遠くなりつつある現代において、彼の人間観に触れることは死を背負って生きる人間には根本的なところで何らかの示唆を与えてくれる。

自分・自分らしさ

自分とは

「人間とは何か」という問いの答えは出せないが、「自分とは何か」ということであれば、私自身がこれまで考えてきたことを自分なりに納得した形でまとめることはできる。

前項（本書１１０ページ）で紹介したように、私はハイデガーの哲学から、自分を主体的にとらえることはできないし、自分の存在は時間の流れに漂うことを学んだ。私にとってこれは大変大きな収穫であった。諸賢の考え方も列記してみよう。

ゲーテはこう述べている。「人間というものはいかにして自分を知ることができるのであろうか。それは、考えていても駄目で、行動によって知ることができるだけである。あなたの義務を果たしなさい。そうすれば自分自身が分かるであろう」。（小林司）

じぶんとはなにかと問うて、じぶんが所有しているもの、他人になくてじぶんだけにあるものに求めても、おそらくじぶんは見えてこない。（中略）わたしは「なに」であるかと問うべきではなくて、むしろ、わたしは「だれ」か、つまりだれにとっての特定の他者でありえているかというふうに、問うべきなのだ（後略）。（鷲田清一）

自分が自分であることを自分によって証明することは、不可能であるか、無意味である。そこで彼らは、自己証明のための社会や他人といった外的契機を求めることになるのだろう。しかし、他人や社会によって証明されたと思われるような自分は、まさにその理由によって、他人や社会と代替のきくものということになる。あるいは、他人や社会によらなければ、自分であることができない。自分の何であるかを自分によって証明できないという事実に変わりはない。（池田晶子）

三人の考え方を引用したが、総じて言えることは、ハイデガー同様に主体的な自分というものはないということだ。自分ひとりでは、自分というものが規定できない。自分を取り巻く環境の中、他者との関係性において、初めて自分ということがわかってくる。自分というのは静的な「存在」ではなくて、動的な「働き」ということになる。自分という「もの」はなくて、自分という「こと」がある。

自分らしさとは

自分とは、「存在」ではなくて、「働き」である。どのようにまわりに働きかけるかで自分が決まるという。そうであるなら、ホスピスが大切にしている「その人らしさ」（「自分らしさ」）をどのようにとらえたらいいのだろうか。

焦点が当てられるのは他者との関わりの最中にある自分である。それは「ままならない世の中」に対して諦めることなく「そうではない世の中」を志向し、世間の在り方を変えていこうとするような試行錯誤の只中《ただなか》で立ち現れる「自分」である。〔中略〕関係性の組み替えの中で生まれる、新たな「私たち」の発見である〔中略〕「自分らしさ」が達成されたと思われる時、実際そこで起こっているのは「私たちらしさ」の発現であ

るはずだからだ。（磯野真穂）

「自分らしさ」は自分だけでは生まれてこない。社会に働きかけて、まわりの人たちとのコラボレーションの結果として生まれてくる。「自分らしさ」を発見するときは、「私たちらしさ」として現れてくる。こうしてみると、「自分らしさ」は、自分で決めたことをまわりの人たちから承認されることから成り立っている。

ホスピスではその人らしさを引き出す

これらの考え方をふまえると、ホスピスでその人らしさを支えるということは、病者さんの個別性のある生き方を尊重し、病者とケアラーが対等な双方向性の人間関係の中で、互いに信頼し合い、共に癒やされることである。すなわち、生死をこえた「いのち」に気づくことなのである。

『たき火のぬくもり』で紹介した病者さんたちは、私自身が病者さんとのつながりを感じ、「いのち」に包まれた場面をつづっている。

その人がその人らしい、人間としての尊厳を保って生を全うするのを援助することを第一の目標としています。（柏木哲夫）

柏木先生はこのように記す。先生は、「その人らしさとは、その人が持って生まれてきた気質に、その後の生活の歴史が重なってできるその人の持ち味である」としている。さらに、「その人らしい死に方だった、私たちはやれることはやれた」と遺族が思うことがグリーフワークには大切だと先生はいう。

これらを総合すると、人はその持ち味通りに生きて、死んでいくことができたら、遺された人もその後の日々を心安らかに送ることができる。悲しみが愛《かな》しみへとかわっていく。また、後に述べる「生きがい」、「死にがい」、「死なれがい」にも通じる。

このことを念頭に、ホスピスで最期の日々を共に過ごした人たちを思い返すと、生前の生き様が偲ばれる人たちに数多く出会ってきたし、そのような死の場面は私たちケアを担った者にも安らぎがあった。

「その人らしさ」というのは、死にゆく当人にとっては「自分らしさ」ということである。晩秋期の人たちは自分なりにその死を納得して死ねることを願っている。その中には、痛くないように、苦しまないようにということもあるが、「私を大切にして」と叫ぶ病者もいることから、「その人らしさ」の中には尊厳のある死が前提となっている。

ひとりでは生きられない

　各々の存在者の間の関係が、何らかの仕方で各々の存在者に先行しているのである。ある存在者は、本源的に他の存在者でもあり、それ故本来「関係存在」なのである。この関係性が、最も究極的なもの、本来的なもの、「原現象」とされる。この関係性がまずあって、それが、対象化によって主体と客体に分裂するのである。私たちは、個人的存在として存在の主体であるといっても、それは結局、いつも既に、このような主客未分の関係性そのものであるような主体なのである。（岡本哲雄）

　本当の自分、自分らしさということについて、いろいろと読んでみると、自分自身の中に存立の根拠はないとされる。「人間」という漢字はそもそも「ヒトノアイダ」とつづられることを思えば、他者との関係性の中でしか自分は生きられないということになる。他者との関係性を抜きにしては、自分はあり得ないということである。

　社会や他者との関係性の中で生きていくということは、社会で求められる自分の役割を果たすことになる。「日々の責任を果たしなさい」ということだが、現代社会は社会的有用性、経済的合理性が重んじられ、結果を求めることに奔走して心をなくしている。ＡＩ時代の到来も迫り、いかにして自分らしく生を全うすることができるのか、いつの時代も悩みは尽きない。

生きづらさを覚える人も増えているだろう。細かく分割された仕事に意味や価値を見出すことが難しくなり、今の仕事が自分に向いていないと考えている人も少なからぬ数に上るかもしれない。生活のための仕事を続けているが、自分らしい人生を生きる仕事とは思えない場合もあろう。

「実存的空虚」の中で人生を全うするためにはどうしたらいいのだろうか。結局、自分とは何か、何のために生きるかという問いに戻ってきてしまう。

考えて、自覚すること、自分が自分であることの謎を自覚することにこそ、こんな時代の人生を生きることの意味は尽きていると、私はそう考えています。（池田晶子）

池田は、「謎を自覚すること」という。つまり、絶対的な正解はないということなのだろう。だから、悔いのない判断をするためには、つねに考え続けること、これしかないのである。池田は「悩むより考えろ」ともいう。

考えるヒントは、先述のハイデガーによると、死と負い目と良心ということになる。将来（死）⇩過去（負い目）⇩現在（良心）と時間の流れを考えて、今、求められることに専心することが、結局は自分らしく生きることになろう。

また、フランクル流にいえば、人生の意味と責任になる。アウシュビッツ（本書１７０

ページ「がんとも仲良くなるために」）を生き延びた経験を記した名著『夜と霧』の最後に、「かくも悩んだ後には、この世界の何ものも……神以外には……恐れる必要はない」と締めくくっている。この一節は、フランクルのような過酷な日々を過ごしたわけではないのでその深い意味に到達はできないであろう。しかし、私自身にとっても、人生の拠り所のひとつである。

人間が関係存在である限り、誰かとつながっていなければ生きられないということになる。何とつながっているのか、それが人生の謎、苦しみの意味をとくヒントになる。つながりが見えたら、新しく生きる勇気が生まれる。

私たちも、これまでの自分の人生を振り返ったとき、どん底にあると感じたとき、明日への光を見出したきっかけは、何か（人の場合は誰か）とのつながりを思い出したときだったのではないだろうか。つながりとは、問題の解決を自分の中の知性や理性の中に求めることではなく、何か（誰か）を信じるという信の世界に、求めることになる（本書125ページ「自分のごとく生きる」）。人間は誰かとの関係性の中で生きるものである限り、まわりの人やモノの存在を無意識のうちに信じている。人が生きるためには知や理でなく、信が大きくかかわっている。だが、人間は信よりも知の世界を尊ぶ。現代人は知の世界に生きている。

その現代人が実存的空虚から這《は》い上がるためには、信の世界に目を向けることも必要である。そして行きつくところは、磯野が言うように「私たちらしさ」なのである。これは「いのち」の別の表現でもある。

先人たちの教えるところは、自分が世界の中心ではなく、すべて時の流れの中で出会った人々とコラボレーションして、民族、言語、宗教、文化の違いを超えて共に歩むところに人間存在の本来の意味がある。それが「人間ということ」であり、いってみれば「人間らしさ」である。

もともと、ホモ・サピエンスが他の種を圧倒して、地球上で最も繁栄した種となれたのは、他者と協力し合うことができたからだという（ユヴァル・ノア・ハラリ）。そのことを忘れたら人類は生きてはいけないのであろう。

実存的空虚を生み出した現代社会は、人間同士の連帯から分断へと突き進んでいる。便利さと引き換えに「人間らしさ」を失っているようだ。

「自分らしく」生きることに悩むときには、立場を超えたまわりの人たちとのコラボレーションが必要なことを思い出したい。「私たちらしさ」を求めていきたい。

自分のごとく生きる

前項では「自分らしさ」ということを考えてみた。その結果、「自分とは何か」と、自分だけに固有な何かを探しても、その人自身が見つけたいと思うような自分の本質はない。その時、その場に求められる役割を果たすことの中に「自分らしさ」が現れるというのであった。

自分の本質はないとしたら、自分ということをどのように考えたらいいのであろうか。自分という固有のものはないといわれたら、生きることに悩むときに、どのようにして道を拓いていけばいいのか。悩みは深くなるばかりだ。何か助けになる考え方はないのであろうか。

次に私の脳裡をかすめた言葉は「自分のごとく生きる」ということである。「○○のごとし」という考え方であった。

東洋の無

井筒俊彦著『意識と本質〜精神的東洋を索めて〜』を通して考えてみる。

禅は、すべての存在者から「本質」を消去し、そうすることによってすべての意識対象を無化し、全存在世界をカオス化してしまう。〔中略〕一たんカオス化しきった世界に、禅はまた再び秩序を取り戻す、但し、今度は前とは違った、まったく新しい形で。〔中略〕無化された花がまた花として蘇る。だが、ま﹅た﹅花﹅と﹅し﹅て﹅といっても、花の「本質」を取り戻して、という意味ではない。あくまで無「本質」的に、である。

あらゆる存在者が互いに透明である。ここでは、花が花でありながら――あるいは、花として現象しながら――しかも、花であるのではなくて、（中略）花のごとし（道元）である。「……のごとし」とは「本質」によって固定されていないということだ。

あらゆる存在者が縁起によって成立するもの、相関相対的にのみその存在性を保つものと考えられる。（以上、井筒俊彦）

「自分のごとし」を理解するために井筒から引用した。この世に存在するすべてのものは無自性で、その事物に特有の本質はない。別個のものとして存在しているようにみえるが、それは「○○のごとし」だという。あらゆる事物は縁起に依って、相関相対的にのみ存在する。まわりの別のものとの関係でたまたまそのように見えるだけである。

　自分とは何か、自分探し、自分らしさ…そんなものを探し求めても、結局、答えはない。これが前項でみたように諸家の考えであった。禅はそれをはっきりと示している。自己の全否定である。自分というものはないのだと、生きていることも死んでいることも含めて全否定することが無ということである。

禅の考えている「無」は宇宙に漲る生命の原点であり、世界現出の太源である。
（井筒俊彦）

井筒によれば、無といっても、それは混沌として秩序がないカオスの状態ではなく、宇宙に漲る生命の原点だというのである。すべてのことの出発点であり、また帰結点でもある。自分という枠にこだわらないで、むしろ、枠を取り去ることで、さらにいえば、己を完全に棄てきったとき、宇宙に漲る生命を身に帯びて、自分のごとく生きるのである。己を手放したときに、もっともっと大きな生きていく力が自分に備わるということである。

西洋の無

次に西洋の無について考えてみたい。

梅原猛によれば、西洋近代文明は、ギリシャ哲学とキリスト教を二大源流として成り立っている。「われ思う、ゆえにわれあり」としたデカルトは、近代科学技術文明を基礎づけたといわれる。デカルトは神学を理性によって説明しようとした。それらは結局人間中心主義と言われる。科学技術の発展は、人間に多大な恩恵をもたらしたが、地球環境に深刻な影響を与えてしまった。

この人類の文明の危機に現われた哲学者がハイデガーであった。

ハイデガーの『存在と時間』では、人間存在とは、時間の流れの中に投げ込まれたものであり、それは脱自態だという（本書110ページ「人間とは」）。その時の流れの中で死を意識しながら、「いかに生きるか」をもがきながら歩むものである。すなわち、人間には主体というものがないということである。

エーリッヒ・フロムは、『生きるということ』の中で、人間存在の二つの様式として〈持つ〉様式と〈ある〉様式に分けている。

〈持つ〉様式では、現代産業社会の中で、私たちは物を持つことで自己の価値、同一性、存在の証しとした。さらに、この考え方は人間、知識、観念、神、健康、病気にまで及び、主体をも客体をも物に還元してしまい、死んだ関係にしてしまった。〈ある〉様式では、何ものにも執着せず、何ものにも束縛されず、変化を恐れず、たえず成長することとしている。一つの固定した型や態度ではなく、流動する過程であって、他者との関係においては、与え、分かち合い、関心を共にする生きた関係である。

フロムは、ここで示された〈ある〉様式こそが生きることの意味で、自分という一つの型に固執せず、世界と生きた関係を結び、成長していくことを唱えている。ここでも自分というひとつの型を捨てることが真の生きることだと説く。

聖書の無

さて、聖書の中ではどのようなかたちで「無」が登場するのであろうか。

キリストは、神のかたちでありながら、神と等しくあることに固執しようとは思わず、かえって自分を無にして、僕の形をとり、人間と同じ者になられました。人間の姿で現れへりくだって、死に至るまでそれも十字架の死に至るまで従順でした。

（『新約聖書』フィリピの信徒への手紙二章六―八節）

とある。イエス・キリストが神（子なる神）でありながら、人間の姿としてこの地上に現れて、自分を無にして天の神（父なる神）に従ったと記されている。クリスチャンの生き方としては、自分を無にして、神の前にへりくだって、主なる神の僕として従順に生きよと説かれている。因みに、私の「順」という名は、この箇所に由来することを小学生の頃に父から聞いた。

「自分らしく」生きようと思うと、自分ということ（これまでにみてきたように、そんなものはないのだけれど）へのこだわりの中で生きることになる。それは、フロムのいう〈持つ〉様式になり、自己中心的で喜び合うことの乏しい人生になる。しかし、「自分のごとく」といえば、自分という本質はないのだから、こだわることは何もない。まさに、自由で開放的に生きていける。他者とつながり、宇宙に漲る生命の原点ともつながり、そこから大きな生きる力をもらうことになる。これは、自分と世界を区別しない生き方であり、世界に平和をもたらす考え方のように思われる。

信の世界

私は「人間とは何か」というテーマを深めていき、ついに「無」にたどりついたのだが、そこまでは知の世界である。しかし、「無」といったところで、現実世界では生きていくために、今日も飲み、食い、眠り、働き、あくせくとして生の営みを続けている。そのことは、たまたま無数に錯綜する因と縁の結び合いで今の自分がいるに過ぎないと考えられる。自分の知性ではそれ以上のことはわからないが、それだけで納得できる話でもない。

この場面で登場するのが、信の世界である。こういうカオスの中にあることに秩序を与えてくれるのが、信の世界である。自分が毎日悪戦苦闘しながら生きている理由、それを理論だって説明しきれないし、いくら知識を増やしても答えには至らない。知性にしろ、理性にしろ、一生かかっても身につけられることはどれほどの量であろう。いくら勉強してもたかがしれている。知性や理性ですべての問題の答えが正しく導き出せるわけではない。

生きることの答えや意味が見つからない中で、そこに意味を与えてくれるのは、知や理よりも信である。人間はもともと関係存在であり、誰かの「もとにある」ということを余儀なくされている。すなわち、他者を信じることによって立つことしかないのではないのだろうか。

一度、自分に死んで、無になってみて、個を超えた世界に立つ。そこで見える世界がある。それは、知の世界では成り立たず、信の世界によって成り立っている。「人間はひとりでは生きられない、ひとりでは死ねない」ということも、結局は知の世界だけでは生きられず、信の世界に生きているからである。

「人生いかに生きるべきか」を探究してみると、洋の東西を問わず、行きつくところは「無」になることだと気づかされた。

人間にとって、「生きるとは」というテーマで考えを突き詰めていっても、次から次へと疑問が湧いてきて、永遠にそれを知ることはできない。最後は信じることに頼るしかないと思われる。吉本隆明が著した『〈非知〉へ——〈信〉の構造「対話編」』がこのことを示してくれた。知識を蓄えて、それを頭の中で整理しただけでは、生きる根拠は見つからない。知の力を超えた信の力こそが生きる力を与えてくれる。

信の世界について、牧師でスピリチュアルケア学の窪寺俊之によれば、信には、「信仰」、「信頼」、「自信」の三つの対象があるという。そして信の力から生み出されることは、安心感、安定感、充実感、満足感、快感、高揚感、希望、勇気、積極的思考だとしている。

信仰についてロビン・ダンバーの記述を紹介する。

宗教を信仰する人は幸福で、人生に満足していることがわかっている。〔中略〕信仰に積極的な人は、そうでない人より健康であることも確かめられている。〔中略〕宗教に積極的に関与する人は、一度も教会に行ったことがない人にくらべて、追跡期間内に生存している確率は二六パーセントも高かった。

宗教に積極的な人ほど利他的行動への意欲が高い傾向があり、これには多くの裏づけがある。（以上、ロビン・ダンバー）

ダンバーはこのように述べ、宗教が個人の健康や社会にもたらす効果に言及している。これらの記述からは、信の世界が人生に大きな影響を及ぼしていることがわかる。

他方、記憶に新しいところでは、世間を騒がせたオウム真理教や旧統一教会などの例もある。狂信は愚かであり、知の世界もしっかりと持ち合わせていなければならない。

二〇二三年十月に再燃したパレスチナでの戦争も、歴史を辿ってみると、人間世界の悲しい現実をつきつけられている。知の世界に解決の糸口は見つけられないのだろうし、信の世界でもかなりの難問である。

現代人は、つながりを欠いた実存的空虚の中にあり、不信の時代を生きている。そんな中で、信の世界があることも忘れてはならない。

人生とは、ハイデガーの哲学（本書110ページ「人間とは」）から教わるように、自分の力ではどうしようもない時の流れの中にある。それならば、まわりの誰かと信の世界を築くことなしには生きられないということも意味する。信の要素がなければ、生活も人生も成り立たないのである。

信の世界については、本書117ページ「自分・自分らしさ」でも触れている。

【たき火のぬくもり⑩】従容として受け入れる姿

山本さんは七十代後半のお坊さんだった。大腸がんで肝転移があり、黄だんや全身倦怠感のために、ホスピスに入院となった。山本さんには大腸がんであることは知らされていたが、肝臓に転移していることについては伝えられていなかった。入院当初は落ち着いた様子で、仏教の教えをわかりやすく説いてくれた。

入院後二週目に入り、「どうしてこんなに体がだるいのか。これをなんとかしてくれないと困る。入院してもよくなってこない」と強い口調で私に注文した。

「山本さんは、自分なりには、このだるさの原因はどこにあると考えていますか」

「肝臓が悪いと聞いている」

「病状について詳しく聞きたいという気持ちでしょうか。いいことやら悪いことやらあると思いますが」

「どんなことでも聞きたい」

「肝臓が悪くなったのは、腸の病気と無関係ではありません」

山本さんは、一呼吸おいてから「ありがとう」と合掌した。

これですべてを悟ったようだ。翌日から、病室を訪れるといつも静かに横たわっていた。何を問いかけても合掌するのみで、何も語らず、だるさを訴えることもなくなった。

一週間後に入寂された。合掌という仕草に山本さんの人生のすべてが込められていたかのようだった。従容《しょうよう》という言葉通りの見事な旅立ちだった。

2 「いのち」について

【たき火のぬくもり⑪】「いのち」がいちばん輝く日

　七十代男性の伊藤さんは、腎がんで骨や肺に転移していた。元高校教師で音楽を教えていた。東日本大震災の際には、教え子たちとチャリティコンサートをおこない、社会にも目を向けて、開かれた関係を周りの人たちと築いていた。家庭菜園で育てた野菜を近所に住むお孫さんたちとも分かち合い、尊敬されるジージの役割も果たしていた。半年程通院した後、ホスピスに車いすで入院した。

「もう、あきません」と肩を落とし、腰の痛みやだるさ、食欲不振などを訴えた。痛み止めを調整して、食欲不振の原因になっていた便秘に対応したところ、元気を取り戻した。

「東京で暮らす次男のところに一週間前に孫が産まれました。次男にできた最初の孫なので、会いに行きたいのですよ」と希望を語ってくれた。そばで付き添っていた奥様も

「お父さん、行こうね」と積極的であった。

しかし、入院後も横になって過ごす時間が増え、食事も進まず、残された時間は二週間くらいと予測した。スタッフで検討して、奥様、長男、次男、長女も交えて綿密な打ち合わせをして、伊藤さんの最後の望み『ようこそ、はじめまして作戦』を決行した。

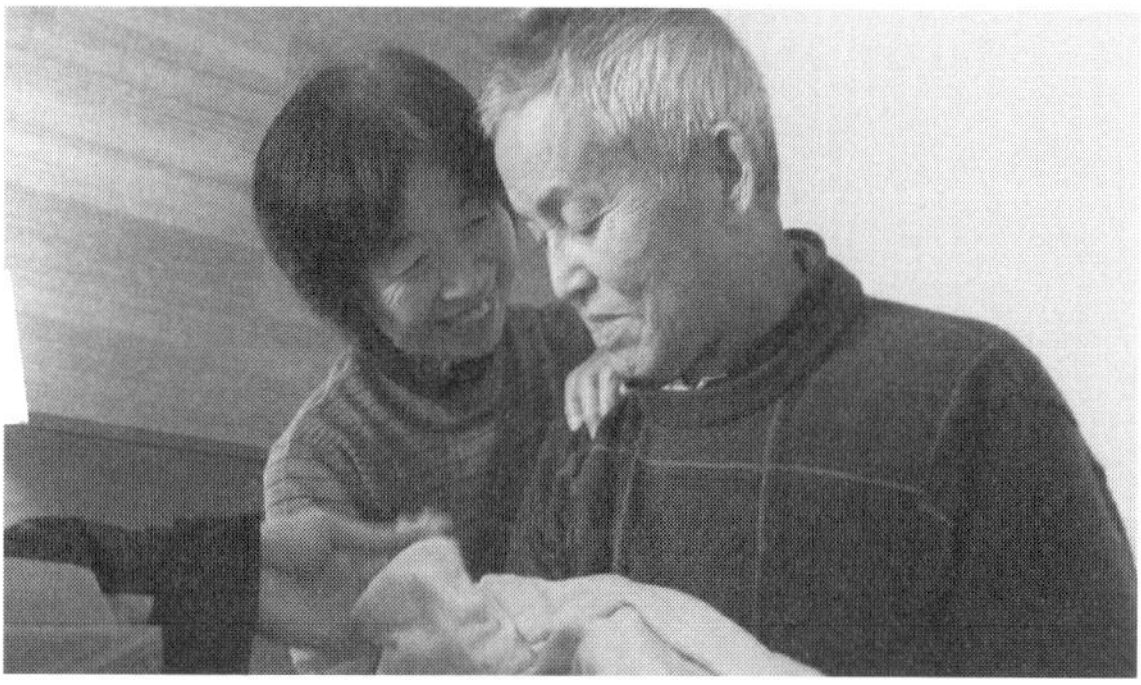
孫を抱く伊藤さん

出発の朝、着替えを終えて外に出ると、前夜から降り続いた氷雨も上がり、お日様が顔を出していた。夜勤のナースに見送られて、彦根駅に向かった。

新幹線の多目的室に横になり東京へと出発した。車窓から富士山がきれいに見えていたが、伊藤さんはずっと伏せったままだった。そして、東京駅近くのホテルで待望の孫と面会した。孫を抱いて、愛に溢れた眼差しで見つめる伊藤さんの姿には、人生の喜びと充実感が溢れていた。

翌日、無事ホスピスに帰ってきた。その後は話すことも少なく、苦痛を訴えることもなく過ごした。そして、二週間後に家族にかこまれて、「ありがとう」、「あとは任せて」、「お野菜、おいしかったよ」という言葉に包まれながら旅立った。

伊藤さんご一家からは、生死をこえて「いのち」がつながれていくことを教えられた。

伊藤さんご一家の物語は、ドキュメンタリー映画『いのちがいちばん輝く日〜あるホスピス病棟の40日〜』（溝渕雅幸監督、二〇一二年作品）で感動的に描かれている。

ホスピスで生まれる「いのち」

傷ついた癒やし人

ホスピスの真髄について、「何もできないことを知りながら、患者のそばに居つづけること」と記した。（本書87ページ「人はホスピスを必要としている」）

医療者が自分の無力さ、できなさ、弱さで立ちすくむとき、すなわち、傷ついたときに晩秋期を過ごす死を前にして傷ついた病者との一体感が感じられる。病者は自らの抱えたつらい、やりきれない想いを吐露することを通して、閉ざされた心に変化が生じる。自分自身を見直し、まわりへの関心を示すように変わっていく。そして、対等の人間として向き合うときに、互いにケアしあう存在となり、医療者と病者との間に癒やし癒やされる関係が生まれる。

だが、ここにいたる道のりは平坦ではない。医療者にとっては、医療者としての立場を放棄したときに得られる境地である。自らを守る武器を捨てて、武具をほどき、謂わば、自分自身をさらすことを前提としている。

私の経験では、白衣を脱いで診療することでさえ最初は勇気が必要だった。白衣を脱ぐということは、つまり鎧《よろい》を棄てて丸裸になるということである。そうすると、自分自身が容易に傷つくということになる。病者は医者の前ではそもそも丸裸にされた存在である。それだけ上下関係がはっきりとしている。医者は何を言おうと、何をしようと少しも傷つくことはない。病者は丸裸だから、医者のちょっとした言葉や態度に傷つく。医者が丸裸になり、傷つく存在になり、丸裸の病者と向き合うときに癒やしが生まれる。白衣を着て、病院の廊下の中央を胸を張って歩く医者には、病者のペイン（全人的といわれる「いたみ」の総称）はわからない。傷つくときがあって、初めて病者のペインに気づくことができる。

私は、自分自身のがん体験を通してこのことに気づかされた。

さて、傷ついた癒し人の原型はどこにあるのだろうか。私は、『聖書』の中にそれをみる。傷ついた癒やし人とは、他ならぬイエス・キリストのことである。イエス・キリストが人間の罪の身代わりとなって十字架につけられたと『聖書』にある。人間イエスの「いたみ」は、磔刑の前夜、オリーブ山での祈りにこめられていた。

「父よ、御心なら、この杯を私から取りのけてください。しかし、私の願いではなく、御心のままに行なってください」〈すると、天使が天から現われて、イエスを力づけた。イエスは苦しみもだえ、いよいよ切に祈られた。汗が血の滴るように地面に落ちた〉

（『新約聖書』ルカによる福音書二十二章四十二―四十四節）

イエスは、一度は死んで葬られたが、甦《よみがえ》って天の父のもとに帰り、死では終わらない傷ついた癒やし人として今日も地上の人間に生きていく力を与えている。

ホスピスを動かす力

これまでにホスピスが大切にしていることや、お互いに傷ついた人間同士の出会いから、「いのち」が生まれることを記した。

読者の皆様にはどのように映ったことだろうか。出会いの不思議、ケアの奥深さなども思われたかもしれない。ホスピスの働きはそう簡単なことではないと感じられた方もいらっしゃることだろう。

医者仲間では、「助けなくてもいいから楽だ」と揶揄《やゆ》されている節もある。その考えに立つなら、医者としては死の臨床ほどつまらない仕事はない。

だが、死を看取るという仕事は、他にはない仕事であり、人間を人間たらしめている根源的なものへのまなざしがなければ、続けることはとても難しいだろう。

改めて強調したいことは、この仕事は、人を惹きつけてやまないものがあるということである。それは、「人はなぜ生きるのか」という窮極の問いに直結しているからだ。

私がくじけそうなときに支えてくれるのは、『聖書』の言葉である。

すべて重荷を負って苦労している者は、私のもとに来なさい。
あなたがたを休ませてあげよう。（『新約聖書』マタイによる福音書十一章二十八節）

このイエス・キリストの言葉はヴォーリズ記念病院ホスピスの玄関に掲げられて、玄関を行き交うすべての人が目にしている。

ここに書かれている「重荷を負って苦労している者」とは誰のことをさすのだろうか。まず思いつくのは、ホスピスに入院して、人生の痛みを抱えている病者である。そして、その病者を見守る家族も同じように、あるいはそれ以上につらさを抱えているので、家族の人たちも含まれることになる。

だが、果たして、「重荷を負った者」とはそれだけであろうか。ケアに携わるスタッフのことも気にとめてみたい。病者さんが生と死の狭間で味わう苦しみの本質には応えられない

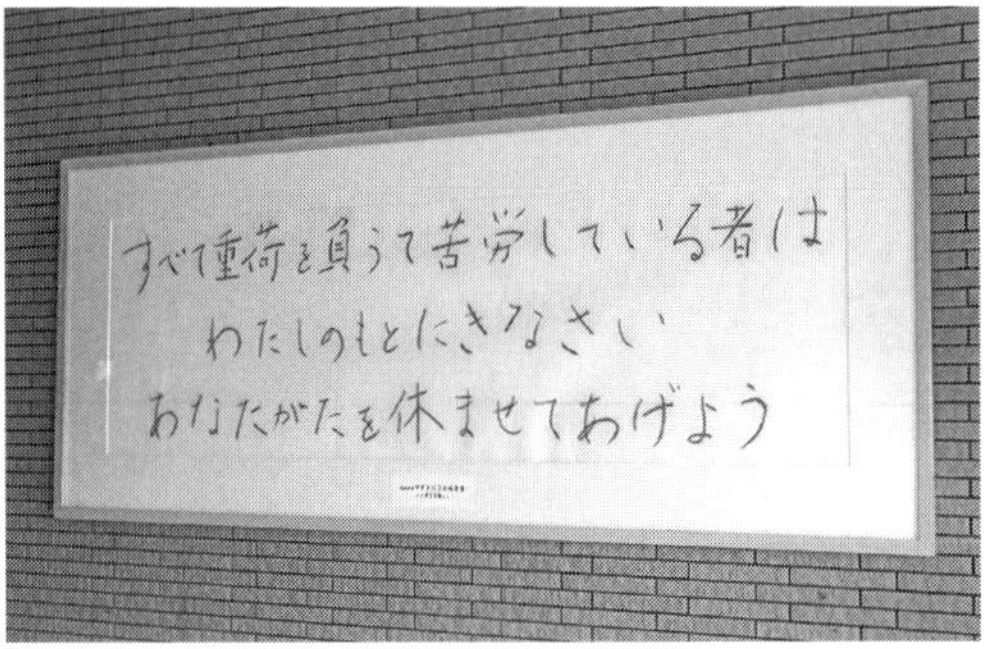

ホスピスの玄関に掲示しているイエス・キリストの言葉

という矛盾を抱えながらケアを続けている（本書16ページ「死という苦しみの本質」）。また、白衣を脱いで、人間としての弱さを共にするということも記した。これらは、ケアラーにとってはかなりの重荷であることに違いない。そう考えると、「すべて重荷を負って苦労している者」と記されている中には、ケアにかかわっている側の人たちも含まれると読めるのである。

「あなたがたを休ませてあげよう」と記された、「あなたがた」という言葉には、病を抱えて苦しんでいる人とその家族の人たちだけではなく、苦しんでいる人のまわりで、その苦しさを何とかしようと誠実に取り組んでいるすべての人たちも含まれている。

治したくても治すことができず、死なせたくても死なせられず、病者の願いには応えられないとわかっていて、それでもなお病者のそばにいることを可能にする力は、人間個々の思いを超えてイエス・キリスト（禅哲学でいうならば宇宙に漲《みなぎ》る無限のエネルギー）がその場にともなっているからである。

ケアにあたる人たちは、自分たちも休ませてもらえるという安心感があれば、仕事としてはつらい場面にも飛び込んでいくことができる。

キリスト教を信じようが、信じまいが、自分たちがなにか不思議な大きな力に後押しされていると感じることが大切なのである。誰でも自分の人生を振り返ったら、一度ならずそのような不思議な力を感じたことはあるだろう。出会いの偶然もそのひとつであろう。

これらのことから考えると、ホスピスで起こる化学反応（「いのち」が生まれるということ）は、有限で弱さをかかえた人と人との偶然の出会いにほかならず、神の粋な計らいと思うのだ。このような出会いによって人生が支えられているならば、最終的には、「人はひとりでは生きられない、ひとりでは死ねない」ということに合点がゆく。

ホスピスとハイデガー哲学

死の哲学といわれるハイデガーの哲学（本書110ページ「人間とは」）を読むと、人間には死にゆく人たちとかかわるための基盤が生来的に備わっているのだと私には読み取れる。

医療者として、病者さんや家族に対応するときに心がけることは、誠実、謙遜、忍耐、信頼という言葉である。誠実な言葉づかいや対応、謙遜な思いをもって忍耐強く、相手を信頼してかかわることが基本である。

しかし、死にゆく人にかかわるときにケアラーの心に浮かぶ責任の重さや、また無力感に苛まれるときには、これらの教条的言葉（誠実、謙遜、忍耐、信頼）では自分を保てなくなり、逃げ出したくなるときもある。病者の苦しみをなんとかしたいという外向きのベクトルだけでは向き合っていけないときがある。

死にゆく人にかかわろうとするとき、他者を見つめることだけでなく、自分自身を見つめることが必要になってくる。自分のことをわかっていなければ、すなわち、自己理解という内に向けたベクトルがなければ、苦しい状況にある他者を理解することはできない。自己理解があって、それから初めて他者とのつながりや一体感が見い出され、「いのち」が生まれるのである。

「私はなぜ死にゆく人にかかわろうとしているのか」と立ち止まって考えてみよう。私自身のことを思うとき、今、生かされてこの場にいることへの感謝、こんな重い局面に向かう資格があるのかと自分に問うた上で、それでもゆるされていると思うこと、こんな自分では何の解決にもならないことを知りつつも求められるならばお役に立てますようにという祈りのこころ、また自分自身も誰かに支えられ、祈られているという気持ち、そしてすべての存在が関係し合い支え合う、目には見えないけれど大きな愛の世界にあること、このような自己理解が重要である。

ハイデガーの哲学に照らしてここを理解しようとすると、他者理解とは「良心」のことで、誠実、謙遜、忍耐、信頼の気持ちで自らの役目を果たそうと思うことである。自己理解とは「負い目」のことで、感謝、ゆるし、祈り、愛という言葉で自らの状況を把握することである。

　以上の考えを模式的に示した。（図参照）まず、最も底辺にある部分は自己理解（負い目）であり、その上に他者理解（良心）が乗る。そのような自己として死にゆく人に向かう。そして、死を通して「いのち」が生まれる。つまり、ホスピスケアは現存在の生き方を示している。「人間とは何か」という問いに結びついて、ホスピスケアの中には本来的な人間の姿が示されている。

　元来、人間には人を助けたいという気持ちが備わっているのではないのだろうか。助け合った結果が現在のホモ・サピエンスの繁栄に至ったことは歴史学者が教えるところである。他者の苦しみを見逃せない心を人間は生来的に宿している。そのために「余計なお世話」といわれるようなこともしてしまうのかもしれない。

　その気持ちが心の底にあるので、自己を超えてつながりあうことが人間の本来の姿なのだろう。病者さんを前にして「ひとりでは生きられない、ひとりでは死ねない」という言葉がいつも私の胸に浮かんでくる。

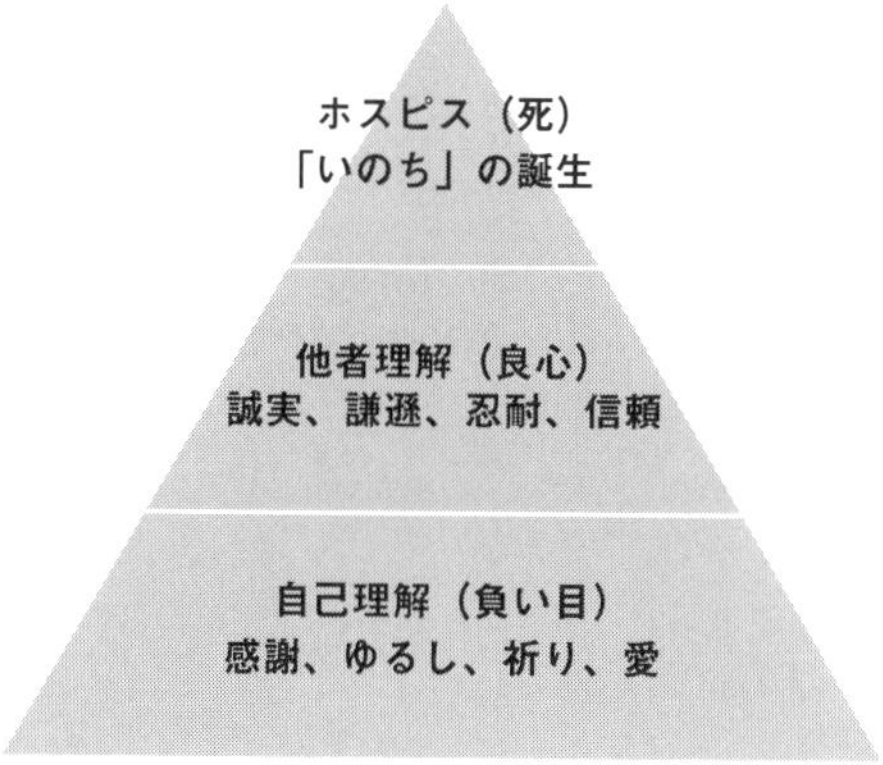

「いのち」は通奏低音

近年、平仮名でつづられた「いのち」という言葉をよく目にするようになった。「生命」と漢字でつづられると、個人的なもの、限定的なものというイメージがあるが、「いのち」とつづられると、広がりとかつながりを感じる。二十一世紀になり、本書110ページ「人間とは」で述べたように、現代人に実存的空虚が漂っている中で、「いのち」という言葉に救いを求めている時代的風潮かもしれない。「いのち」とつづられたときに安らぎを覚える人が多いのだろう。

「いのち」は人間の根幹

教育学者鳶野克己が「いのち」について詳述している。

「いのち」は、「生きるということ」のすべての営みがそれを源として立ち現れてくるような根本的な力であり、私たちがそこから生まれ来り、そこにおいて育まれ、そこにおいて老い病み、そこにおいて死んでいく、生死の根本的なよりどころであり、いわば、「生きるということ」の永遠の故郷である。

私たちは、私たち自身によって生きているのではなく、「いのち」の働きによって生かされているのである。

また他書で、次のように記す。

いのちが一つひとつ別々に生まれ別々に逝くということこそが、他のいのちとの出会いとかかわりへと招き入れられ、他のいのちとの交わりを生きることへと導かれることを可能にするのである。（以上、鳶野克己）

鳶野のいのち観は壮大で奥深い。鳶野によれば、「いのち」とは、生物が生きていくことの根幹であり、生きるということは、「いのち」に生かされて歩むことである。そして、生き物が死に向かう存在であれば、「いのち」は有限で、別個のものである。だからこそ、人間が生きることの意味を問うときは、「いのち」のかかわり合い、交わりを求めていく。人間が生きる意味を求めていく在り方を「いのち」とすると、ハイデガーの哲学でいわれる「現存在」と同じような意味を持つ。

「いのち」を「生きるということ」の永遠の故郷とした点については、本書では、全人的苦痛を解説したところ（本書12ページ「死にゆく人の痛み」）で、スピリチュアルペインに触れた。その際、私はスピリチュアリティを、「生きていく力の源」と表現したが、鳶野のいう「いのち」は、私の考えるスピリチュアリティと同じことと考えられよう。

「いのち」は働き

岡本哲雄は以下のように記した。

「もとにある」という主客未分の働きが「いのち」に当たる。それは変更不可能な制約「にも拘わらず」生きることを可能にし、心身を形成し、この世界における一人の人格を、唯一無二で代理不可能な実存として生成させている動性そのものといえる。（岡本哲雄）

本書125ページ「自分のごとく生きる」で井筒俊彦を紹介した。そこで、自己の全否定、すなわち無ということを説明した。我もなし、汝もなしという地平が主客未分ということである。そして、「自分のごとく」ということが「いのち」に相当する。

岡本は「いのち」とは、「もとにある」という人間の存在様式そのものを表す言葉としている。つまり、人間とはもともと実体がないのでひとりでは成り立たない。あくまでも、

「自分のごとく」、誰かの「もとにあって」各人それぞれ固有の人生や日常生活を営んでいる。それを起動する働きが「いのち」なのである。

「私たちは、私たち自身によって生きているのではなく、『いのち』の働きによって生かされているのである」とする鳶野の説と軌を一にしているように思われる。

「いのち」はモノ（存在）としてとらえられるわけではなく、コト（働き）としてとらえられるとしている。

生きている死者

随筆家の若松英輔は、以下のように記す。

「いのち」を「人格的生命」という言葉で表現したのは哲学者の西田幾多郎《きたろう》（一八七〇～一九四五）です。（中略）死を経れば生命は消える。これが身体の論理です。だが、「いのち」は死を経ても生き続ける。これが論理的に矛盾した表現であることは誰にも分かります。それにもかかわらず、多くの人はそこに矛盾を超えた「私の真実」と呼ぶべきものを認識してもいる。（若松英輔）

「いのち」とは、生物学的な生命とは違い、人格的な生命として、生物学的な生命が終わったあとも生き続けると語る。「生きている死者」として、遺された人の人生に影響を与える。このことは、私がホスピスで出会って先に旅立った人たちに生かされていると感じることと同じ意味である。

「いのち」が人格的生命だとすれば、現世を共に生きて直《じか》に出会ったことのある人だけでなくて、過去の人物との間でも成り立つ関係でもある。本書に引用した書物の執筆者も含まれている。そう思うと、現在の私には、直接見知った「あなた」だけでなく、無数の「あなた」がいることになる。


一人の人間の精神的ないのちというものは、死では終わらない。旅立つことによって純化されたその人の永続的ないのち（それは魂と呼ぶにふさわしい）は、家族や友人たちの心の中で生き続けるのだ。しかも、愛する人の生きた証しを心の中に抱擁した人々は、その永遠のいのちの止むことなき語りかけに依って、逆にあたたかい生のエネルギーをもらうという不思議が生じる。（柳田邦男）

柳田の記述も、ホスピスの臨床から得られた「生死を超えたいのち」について余すところなく語っている。

死は本来ならば別れの悲しみやつらさの場面であるが、「いのち」の働きにより、温かさや新たなエネルギーが生まれる場面になっている。「いのち」が遺された人たちの生きていく力になっている。「悲しみが愛《かな》しみへ」と変わるのである。

霊的生命と「いのち」

倫理学者の竹内整一は、西田幾多郎の言葉を引用しながら以下のように論考している。

「霊的生命」とは、「他の物を以て償うことは出来」ない、交代不可能な「一のスピリット」のことであり、それ自体が「絶対的価値」をもっているものということである。

「人間の霊的生命」には「深き意味がなくてはならぬ、かくも無意義のものではない」というのは、「我が子のはかなき死」が、結果として「心の奥より秋の日のような清く温かき光が照らして、すべての人の上に純潔なる愛を感ずることが出来た」とさえ言いうるような、積極的・肯定的な事態を可能にするものとして受けとめられてくるところにあるということである。(以上、竹内整一)

この表現も「悲しみは愛《かな》しみべ」を示している。西田は悲哀の人で、妻、長男、次女、五女を亡くすような人生だった。この文章からは、霊的生命とは、「生死を超えたいのち」と表すことができる。人間の霊的生命は絶対的価値をもったかけがえがないひとつのスピリットである。

そして、深い意味というのは、はかない死であっても遺された人たちに温かな光や愛を注いでくれるものになっていくことを示している。

魂と「いのち」

心理学者の河合隼雄は、ある患者から治療の最終日に、「魂をみていましたね」と言われたことを記している。そして、これが最高の褒《ほ》め言葉だと述懐している。

では、魂とはどういうことをいうのだろうか。

宗教学者山折哲雄との対談録のなかで、

山折——先生のおっしゃる魂という言葉は多義的だと思うんですけれど、単なる心の深層ということを超えているということですか？
河合——超えているような気がします。心の深層というか、心を追求していっても到達しえない領域、あるいは身体のことをいくら言っても到達しえない領域と言いますか。〝命〟と言うのがいちばんいいと想いますが、生命を生命たらしめているもの、と言うものでしょうか。

〔中略〕

山折――その魂の問題が出てきた段階で、単なるケアではなしに、キュアという救いの問題に繋がっていきますね。

河合――ただ、「私が救ってあげる」という気持ちは、全然ないということです。それが大事なことで、しかも難しいことです。ケアさせていただいているうちに、ともに救われていく、ということです。

〝命〟が生命を生命たらしめているものとは、鳶野が「いのち」は、「生きるということ」のすべての営みがそれを源として立ち現れてくるような根本的な力としていることと同様の意味と思われる。〝命〟と漢字で表記されているが、文脈の中からその意味を考えると、「いのち」と表現されることであろう。「ケアさせていただいているうちに、ともに救われていく」という表現は、本書87ページ「人はホスピスを必要としている」に記したホスピスでの弱き人間同士のかかわりの中で気づくことと同じである。

魂のケアと「いのち」のケアは線引きすることができない。

スピリチュアルケアと「いのち」

スピリチュアルケアについて多くの著作がある窪寺俊之から、「いのち」との関連を探ってみたい。

スピリチュアリティは個人の生を支えて意味づけする生得的機能である。

窪寺はスピリチュアリティをこのように定義づけた。キリスト教では、『旧約聖書』の創世記にあるように、神の似姿に土の塵《ちり》で作った人間に神のスピリット（風、息）が吹き込まれて、「いのち」が与えられたとされる。従って、「いのち」の危機に直面するとき、スピリチュアリティが覚醒され、「いのち」を回復する働きとされる。

病を負って苦痛を抱える人の「いのち」や「存在」に関わりケアすることが、スピリチュアルケアの一つの目的である。

として、その注釈のところで、

スピリチュアルケアの理解の仕方は多様であるが、その一つはいのちへのケアと解釈する人がいる。

と記述して、スピリチュアルケアといのちのケアが重なり合うとしている。
もっとも、窪寺は牧師という視点から、

スピリチュアリティは、人間が物質的世界に解決の道を見つけだせない危機的状況に立つときに、触発され覚醒し、目に見えない世界（スピリチュアルな世界）に自己の存在を位置づける新しい秩序（生の枠組み）を見つける機能である。スピリチュアルな世界は現実を超越した世界であり、不変、不動の世界であるので、そこに人生の基盤や土台を回復して、人間らしい生き方ができる道を開くものである。（以上、窪寺俊之）

と記し、この世のものを超えたところに答えを見出そうとする点で、人生の危機においては知の世界ではなく信の世界の重要性（本書125ページ「自分のごとく生きる」）を強調している。

現代社会はあまりにも知の世界が優位だが、「いのち」について考察していると、信の世界があるからこそ、人間は生きられるし、救われることを示している。

「いのち」はひとつ

「いのち」について考えてきた。近年、我々がいろいろな場面で耳にする「いのち」の使われ方は多岐に及ぶ。

生物としてではなくて、人間としていかに生きていくのかと問うときに初めて「いのち」が登場する。鳶野が教えてくれたように、我々が人間として生きることの根幹にあるものが「いのち」である。魂とも霊ともスピリチュアリティとも近縁である。

また、「自分のごとし」というところの「無」、「無」に置き換えた神やイエス・キリストも「いのち」なのだろうか。

エーリッヒ・フロムの〈ある〉様式も「いのち」の別称とみてもよいのだろう。

こうしてみると、「いのち」には水平の関係だけでなく、垂直の関係をも含んでいる。目の前の人たちと仲良くするだけでなく、天からの導きや助けも感じることである。「いのち」には大変大きな意味内容がある。人間が行き詰まったときに遭遇して、生きることの根本的なよりどころになる。また、孤独なときには宇宙のエネルギーとも、隣人ともつながることができる言葉といえよう。

思想家吉本隆明は、宮澤賢治を評した箇所で、

（賢治は＝著者注）あらゆる宗派の神を超えた神、あるいは宗派の思想を超えた思想に到達できる方法があるんじゃないかということを説いているのです。（吉本隆明）

と記した。この普遍の場所を探していくと、「いのち」に至るのではないだろうか。

そして、この普遍の場所は誰もが集まることのできるところであり、ひとつになれるところである。すなわち、「いのち」はひとつであり、すべての人間の営みの底に絶え間なく響いている通奏低音とも呼べることなのだ。

私の「いのち」観

【たき火のぬくもり⑫】「いのち」を語る

八十代半ばの中野さんは、いつも笑顔を絶やさない明るいまなざしの人だった。右胸のしこりに気づいていたが、特別に治療を考えることでもなく、写真や書道などの趣味も楽しんで日常生活を続けてきた。

しこりはだんだんと大きくなり、痛みも出てきて、皮膚から出血がみられるようになり、とうとう入院になった。

「こんなに広がって、痛みもこんなにひどくなるとは思っていなかった。しこりを見つけたときにはまさかこんなんことになるとは思っていなかった。もっとはやく病院に行っておけばこんなにならなかったかしら」と肩を落とした。

「そんなふうに思いたくなりますよね。でも、その時の判断で、いろんなことを考えてこれがいいと思ってきたことだから、これでよかったのではないですか。実は私も十九年前ですが、血の混ざったきたない尿がでてきて、これはがんかなと思いながらも、検査を受けることもせずにほったらかしにしていました。そしたら、ついに尿道に血の塊が詰まって尿が出なくなったのです。仕方なく検査を受けたら腎がんだとわかりました。それで手術はしたのですが、どういうわけか十九年も生きてきました。だから、自分の意志だけで人生の長さが決まるわけではないし、そういう運命というか、始めからそういう人生に仕組まれていたのでしょう。先のことは自分で決められるものでもないし、今までもこれからも悩みながら生きていけば、悪い結果にはなりませんから」

それから二日後である。

「痛いのです。だんだんと痛みも強くなるし、腕もむくんできました。お家に帰りたいし、娘も帰っておいでというのですが、あまり迷惑もかけたくないし、痛みが強くなったときのことを考えると、病院で過ごす方がいいと思います」

「病院にいると安心だけど、なんだかつまらないでしょう。お家ですごすことが難しくなったら、すぐにここに戻ってきたらいいですから、思い切って退院してみたらいいじゃないですか」

「私は十年前から、最後はここにしようと決めていました。先生がいてくれてよかった。最後は先生に手を握ってもらいながら死にたい」

その手には、新聞の切り抜きがあり、それは私が十年前に、地元の新聞に連載していたコラムだった。

「そうですか、十年間も大切にしてくださったのですね。それは光栄なことです。わかりました。最後はそうしましょう」

「嬉しいです。それなら一度家に戻って暮らしてみます。最後はお願いします」

三月後、呼吸困難で再入院となった。

「ここにきて安心しました。苦しくないようにお願いします」

薬剤の調整や酸素などで痛みや息苦しさは改善した。車いすで上の階まで行き、いつも通りの笑顔で自宅の方を眺めて思い出話をしてくれる余裕も生まれた。

その後は、次第に症状は進み、最初のころの柔和だった笑顔が減ってきた。「苦しい」と険しい表情にもなった。徐々に薬剤を増やし、眠りがちになる日が続き旅立った。息子さん夫婦と娘さんが三日三晩泊まり込んで見送った。

我々のホスピスでは、病者さんを見送る際に、お別れ会をしている。家族とケアにあたった病院スタッフが病者さんを囲んで、思い出を語るときを持つ。

受け持ち医の私から話した。「半年間の出会いのときがあり、その間、やさしい笑顔を絶やすことはありませんでした。これは、ホスピスに対する安心感だけでなく、生まれてからの八十年のときを家族や社会の中でその役割を果たし、また、ひとりの人として自分の夢や理想、ひとつの物語を描きながら充実した人生の時を過ごしてきたことが根底にあったからでしょう。私たちはケアをしながら、その優しい笑顔に支えられて、ケアされていたような気がします。

ただ、十年間想い続けたホスピスでの最期はこれでよかったのかな。最期に手を握っていることはできなかったし、「苦しい」と漏らしていたけれど、もし、期待外れだったとガッカリしていたとしたら……ごめんなさい。至らなかったところは、中野さんからの宿題だと思って、これから先、ホスピスの患者さんのためにがんばっていくから天国から見ていてください。

息子さん、娘さん、お嫁さんが三人で三日三晩泊まり込んで見送ったことは、最高の親孝行でしたね。おつかれさまでした。死んだら親子の関係が切れるわけではなくて、もっと関係が深まっていくものだから、

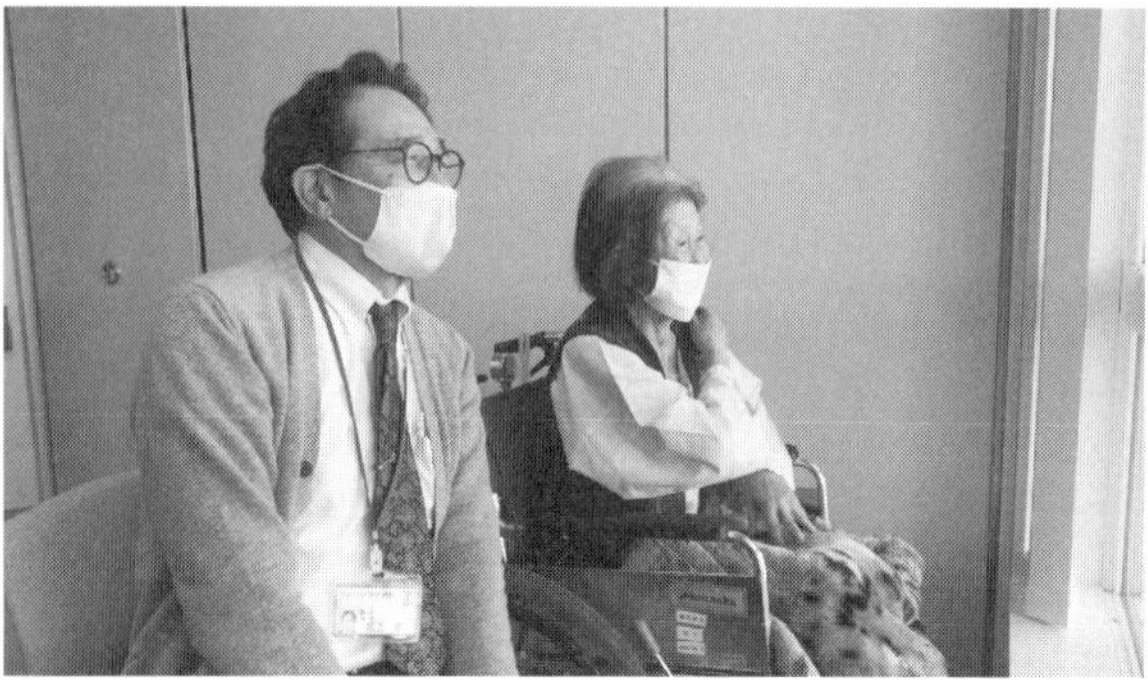

中野さん（自宅の方を眺めて思い出を語る）

これからも大切なお母さんを心に抱いてそれぞれの人生のときを刻んでいってください」

受け持ち看護師は、「まるで実のおばあちゃんのように可愛がってもらった」と涙ながらに話した。

息子さんからは、「三日三晩つき添っていたのは大変だったけれど、気づくことが沢山あって、母親を見送るためにはこれくらいの時間が必要だったと思う」との感想が語られた。

お別れ会はどういうわけか、その人らしさが溢れてくる。ホスピスは人生を凝縮した時間だといわれるが、それをさらに凝縮した時間がこのお別れ会である。「いのち」という言葉を使わなくても、「いのち」に溢れたお別れ会だった。

人を生かすのは「いのち」のつながり

本項では、ホスピスで生まれる「いのち」について話してみよう。前々作（『死をおそれないで生きる～がんになったホスピス医の人生論ノート～』）に私は、「『生死を超えたいのちの在りかを共に探し求め、永遠を想い、現在《いま》を生きる』。これが私たちのヴォーリズ記念病院ホスピスの願いである」と記した。また、前作（『希望という名のホスピスで見つけたこと～がんになったホスピス医の生き方論～』）では、「生きるとは『いのち』にであうことである」としたためた。

本書で述べようとする「いのち」のとらえ方は、これら前二作に記述したことをさらに深めたものである。

これまでの振り返りになるが、死の壁の前で、看取られる人も看取る人もその無力さを知り、何もできずに立ちすくむ。そこでの病者とケアラーとの出会いは互いの無力さを通路にして我もなく汝もない「わたしたち」というつながりを生み、それが死の壁を越えていく力になる。あるいは死の壁を溶かし、生と死の境目を無くし、時を超えて宇宙と永遠につながっていくことができる。そして、個々の死の恐怖から逃れられ、死を受け容れて穏やかに旅立つ。また、遺された人の生きていく力になる。この奥義が、本書の書名『ひとりでは死ねない――がん終末期の悲しみは愛《かな》しみへ――』の本意である。

私はこれが、「人間ということ」だと思う。ひとりでは生きられず、ひとりでは死ねない。

臨床哲学者で精神科医の木村敏は、西田幾多郎の言葉を引用している。


私は汝を認めることによって私であり、汝は私を認めることによって汝である。私の底に汝があり、汝の底に私がある、私は私の底を通じて汝へ、汝は汝の底を通じて私へ結合するのである、絶対に他なるが故に内的に結合するのである（木村敏）

ここに書かれたことは、私が臨床の場で見つけたこと、すなわち、「無力さ、弱さ、できなさを同じくすることで他者とつながること」の意味を明らかにする。

遺され人に働く「いのち」

無力さ、弱さ、できなさを通路にした人と人とのつながりを私は「いのち」と呼ぶ。「何かをすることではなく、そばにいること（Not doing, but being）」とは、病者のためにできることがあるのにもかかわらず、それをしないということではない。無力で、弱く、何もできない、ただそばにいることしかできないというケアラーであればこそ、病者が自分では何もできず、他者に迷惑をかけていると感じている無力さ、弱さ、みじめさと通じ合うことができる。お互いに、本来の自分ではなく、こんな姿で巡り合い、何もできない、ただそこにいるだけという人間同士の底の底での通じ合いから生まれた「いのち」は、ケアラーを支える力として、病者の生命が終わったあとも、生死を超えて受け継がれていく。

私は、ホスピスで亡くなった人から多くの生きていく力をもらっているので、「生死を超えたいのち」と言いたい。つまり、「いのち」とは、ある個人を生かす原動力となるばかりではなく、他者との断つことができないつながりを示す言葉としてとらえている。

本書87ページ「人はホスピスを必要としている」に記したように、ホスピスケアの真髄は、「何かをすることではなく、そばにいること」である。その結果として、次世代の人たちが生きていく力になる「いのち」が生まれる。ホスピスケアの真髄は、『いのち』の誕生」と言い換えることもできよう。

そして、前項で探求を深めたように、「いのち」は通奏低音としてどんな間柄にも響き合っている。そうだとすると、「いのち」は誕生するのではなくて、「いのち」に気づくことが充実した幸福な人生につながっている。

「いのち」は広くて大きい

人間の最も奥深いところ、底の底で通じ合うときに気づく「いのち」。人間が生きるということのキーワードが「いのち」なのだ。前項（「いのち」は通奏低音）では吉本隆明から引用して「いのち」を普遍の場所としたが、「いのち」に気づくとき、人間は閉ざされた存在から開かれた存在に変わる。

「いのち」とは、謂わば、人間が人間として生きるために必要な一切合切を含んだ言葉なのかもしれない。それは個々の体、心、魂にとどまらない。「もとにある」といわれるように（「いのち」は通奏低音）、他者との関係性の中でしか生きられない人間は、その関係性をも「いのち」と称するのである。

さらに、この関係性は、時間的なこと、自分をここまで育ててくれた過去、現在、そして未来をも、また空間的なこと、あまり気にも止めていないが我々人間を支えてくれている海や森林などの自然界、動植物すべてをも含まれるのではないか。

「生きとし生けるものすべてと共生する哲学」（梅原猛）の原理が「いのち」ではないだろうか。

「いのち」を知るのは、あらゆる生物の中で人間だけである。創世記には、「海の魚、空の鳥、地を這うあらゆる生き物を治めよ。」（『旧約聖書』創世記一章二八節）とある。ここは人間中心主義、人間による自然支配として批判されるところだが、本当は、理性をもち、「いのち」を知るはずの人間だからこそ、「治める」ことを神から託されたということだろう。

生きるとは「いのち」に気づくこと

宗教哲学者の上田閑照は次のように記した。

「人間として生きる」根本動態は「生命─生（生活／人生）─いのち」。その場所は、「生命」は「自然」、「生活／人生」は「社会（世の中）ないし世界」、「いのち」は「限りない開け」。（上田閑照）

「いのち」とは「限りない開け」として、自己にとどまらず、無限に広がる、禅でいうところの無限のエネルギーを蔵した言葉としてとらえられている。

上田のいう「限りない開け」とは、人間本来の在り方として生きることの始まりである。何となれば、「限りない開け」の意味は、小我を抜け出し、大我にこの身をゆだねることである。すなわち、自利の考えから利他の考えに変わることである。フロム流に表現すると、〈持つ〉様式から〈ある〉様式への変換である（本書125ページ「自分のごとく生きる」）。悩みは去り、争いは減り、悲しみも遠のき、自分らしく（ただし、本書117ページ「自分・自分らしさ」で考えたように、「私たちらしさ」ということ）人生を全うすることができるであろう。

私は、人間の生き方を考えた結論として、自己を無くすこと、我を捨てることだと思うに至った。私が十年前に著した『希望という名のホスピスで見つけたこと』では、「生きるとは「いのち」にであうこと」と記した。一方、本書では、「生きるとは『いのち』に気づくこと」とした。前作から約十年のときを重ねて、ホスピスでの出会いは、「いのちの普遍性」に気づかせてくれた。そうした場合、その都度新しく「であう」ということよりも、すでに自分に内蔵されている「いのち」に「気づく」ことが、確かな人生の歩みにつながることを思った。

III

1　がんと共に生きるあなたへ

【たき火のぬくもり⑬】「気持ちが整理できなくて」

三十代後半の佐々木さんは、子宮がんで抗がん剤治療中だった。並行してホスピス外来にも通院して、こちらでは心のケアを担っていた。

佐々木さんは十年間がんとつきあってきた。現在は、肺や、肝臓、骨に転移して、抗がん剤治療もこれが最後という段階にきていた。

「自分の気持ちをどうもっていくといいのかわからない。現実味がない。これからのことがわからないし、あまり考えないようにしている」

「先のことがわからないのは普通のことです。それでも何とか上手くいくように人間はできているみたいに思います。実際、最初に手術したときには、こんなことになるとは思っていなかった。しかし、がんが転移したと聞いたら、その時に一番いいことをしようと自分で決めてやってきて、ここまできた。昔にくらべると随分と強くなったと思うでしょ」

「そう言われれば」と頷《うなず》いた。

「これからも同じこと。状態が厳しくなってきても、自分の現実をみて、それに対して自分で考えて決めてやっていくことができたら、自分が願っているような結果がでなくても、その時点で次の手が思い浮かぶものです。だんだんと鍛えられて強くなりますよ。人間っていうものは、自分で生きる道を考える力を持っているから。決して、もうだめということはない。だから、幸せに人生を終われるようにできていますよ」

「私はまだ若いから、もう二十年後だったらよかったなと思うことがある。抗がん剤をしていても、自分より年上の人が多いので、若い人だ、可哀想な人だというような目で、まわりの人やスタッフから見られていることがイヤだ。ホスピスに入院してもそういう目で見られたらイヤだなと思っている」

「その気持ちはわかる。私もがん患者になったとき、周囲のそういう目が気になって、放っておいてくれという気持ちにもなったことがありました。そのときは、それを見返そうと自分で前向きにやるしかないと思っていました。今自分ができることをきちんとやることが、まわりの人の目つきを変えさせることになると思ってね。ひとりでがんばっているわけではないので、まわりの人の力をもらいながら、精いっぱい、自分から逃げることなく生きていけば、どんな人でも、ああこれが人生だなって思って最期が迎えられるように人間は作られているように思うよ」
「それを聞いて、元気が出てきました」
涙に暮れていたが、最後は笑顔になり付き添ってきた夫と診察室を後にした。

がんとも仲良くなるために

ホスピスを訪れる病者さんの多くは、がん治療を続けてきたけれども、心ならずも治療の終わりを告げられた人たちである。治したいという期待を裏切られて、失意のうちにいる人たちと出会う。

ホスピスを初めて受診した人たちに語りかけていることをまとめてみた。

明日の自分を最も真剣に考えているのは自分である

私ががんになったとき、一番初めに心配したことは、これからどうして生きていくかということだった。仕事は続けられるか、家族を養っていけるのか、今の生活をどのくらい変更しなければならないのかというようなことが頭に浮かんだ。

治るのか、治らないのか、生きるのか、死ぬのか。これらは、やってみなければわからないと新たな覚悟が生まれた。しかし、生活のことになると、覚悟だけでなく、生活上の工夫を余儀なくされる。

一方、医者の立場で病者と向き合うならば、この病気をどうしたら治せるかということを考える。どうしたら、がんを取り除くことができるか、小さくできるかということである。患者の立場では生活だが、医療者の立場では病気ということになる。

これまでに述べてきたように、現代のがん治療は専門化・細分化されていて、その分野のエキスパートが治療にあたるようになった。そのために、狭い専門領域を治療することには長けているが、病者の全体を、全人的にひとりの歴史を持った生きた人間としてみることがなくなった。

治療の結果として、その病者がこれから先にどのようなハンディを抱えて生きることになるのかまでは考えられない。ハンディがあっても生きているならそれでいいだろうと傲慢な考えにもなる。医者からみたら、人間は生きるべきものなのだ。

装具が皮膚に密着できないような場所に造られた人工肛門をみることがある。そうすると便汁が漏れることになる。元外科医の私にしたら、もう少し扱いやすい場所を選べなかったのかと疑問に思ってしまう。また、がん転移による症状ではなくて、抗がん剤が原因で、その副作用のために苦しんでいる病者さんたちにも出会う。別の言い方をすると、がん治療のやり過ぎではないかと思われるような場合も経験する。

このことは、医療者側だけの問題ではなく、病者側にも問題がある。病気や治療の全体像を正しく把握できていないと私には感じられる。医療が高度になるほど、専門家に委ねるしかない。検査や手術を受ける前には多くの「同意書」という書類にサインをする。その際、リスクについての説明もあるが、理解するのは難しいことも多い。私自身のがん体験でも「医者の説明はむずかしい」と感じた。普通の病者にとっては全く初めて耳にする専門用語も多いであろう。悩むことも多いかもしれないが、結局は、専門家に任せるしかないことになる。

病者の最大の関心事は、この先の人生をいかに生きていくかにある。その視点から病者を診る医者は少ない。自分のことを一番考えているのは自分である。医者任せにして、後で悔いを残さないように、ひとつ深呼吸でもして、よく考えて治療に臨むことが大切である。

考えるヒントについては本書117ページ「自分・自分らしさ」を参照されたい。

自分の現在地を知る

専門領域しか診れない医者が増えてきたために、ホスピスで出会う晩秋の病者さんには、自分の全体像が見えていない人が多いように思われる。がんが相当進行しているのだが、それを深刻にというか、重く考えていない人をときどき見かける。医療の流れの中でホスピスを勧められて来院するが、生死の問題として受け止めている病者は以前に比べて少なくなった。「死がだいぶ近づいてきているように思われますが、そのことを知っていますか」と尋ねたくなる人たちが増えている。

現代社会は、医療に限らずすべてのことが、分業化されているので、どの分野にも多種多様の専門家が生まれて、すべて専門家任せにする傾向が出てきている。遺言状も、お葬式も、遺品整理も……それでは充実した幸福な人生の締めくくりはできない。

自分で自分のことをもっとよく考えた方がいいと思われる。これから自分の身に降りかかってくることはどのようなことなのか、アウトラインを自分なりにしっかりと描くことが必要である。将来、痛みや苦しみを直接受けるのは自分自身であることと、それを通して家族などの周囲の人たちにも多大な影響を及ぼすことになるからである。準備不足で晩秋期を迎えて、そのときに、「家族の迷惑になるから早く死にたい」と言われても、それこそ、家族にとっては、大きな迷惑である。そのようなことを口に出さなくてもいいように現在地を知り、先のことを考えたい。ハイデガーは「時が熟する」と言っている（本書110ページ「人間とは」）。

医療者との信頼関係を築く

信頼のおける医療者に出会うことはとても安心なことである。医療者の魔法の言葉で元気にもなる。反対の場合があることも耳にするけれども。医療機関はどこも忙しい。診察時間は短い。そんな中でも人間としてのつながりを感じられる人たちのいる医療機関は安心できる。何気ない一言や気づかいに温かみが感じられると、その場がなごむ。

医療機関で働く医療スタッフの中には、もっと病者さんとかかわりたいと願っている人たちも多い。しかし、理想と現実の狭間で、葛藤を抱えながら仕事をしているスタッフも沢山いる。そんなときでも、病者の側からねぎらいの言葉が発せられると、短い時間の中でも気持ちの通うことがある。ケアとは、双方向性であり、時間ではなく、関心を示すことだといわれる。お互いに関心を持つことが望ましい。次の診察で「また会えるかな」と思うだけで励みになる。

「自分たちは患者なのだから、やってもらって当然」と考えている間は、おそらく納得のいく医療は受けられないであろう。親切に接してくれる医療スタッフとそうでないスタッフを区別して、一部のスタッフを排除する病者にも出会うことがあるが、それは長い目でみたら決してプラスにはならない。ケアは「お互いさま」と相手を認めるところから始まる。

要求の多い病者に対しては、人物理解に努め、情報共有をしながらチームでかかわり、信頼関係を構築することが必要となる。人間同士がわかり合うということは、至難のわざである。立場や職務の垣根を取り除くような情を込めたかかわり方をしたいものだ。弱さでひとつになれたらと思う（本書87ページ「人はホスピスを必要としている」）。

もともと晩秋の病者さんにかかわることは、これまでも述べてきたように大変重いことである。病者さんはもちろん大変なのだが、ケアする方もやはり大変なのである。その大変さを共有できたら、「いのち」が生まれる関係になる。

正しい情報にアクセスする

がんとも仲良くなるためには、まずは、相手（がん）のことをよく知ることだ。かつてハイデガーは人間を世界内存在といったが、現代ではそれを情報内存在というのだそうだ。ネット社会になり、情報があふれている時代であるが、注意すべきは、ネット上の情報にはフェイクニュースといわれるような嘘の情報も多い。面白半分でネットに情報を流している場合もある。ネット上の情報を鵜呑みにしない方がいい。

どこから発信されたものかということが重要である。例えば、国立がん研究センターのホームページから「がん情報サービス」にアクセスしてみるのがよいだろう。がんについての幅広い知識が得られる。

がんの診療を積極的におこなう医療機関にはがん患者相談の部署が設けられている。がん患者をサポートするグループも全国に多数できているので、そういうところに足を運ぶことも大切な情報を得られる。これらのグループが集まってできた全国がん患者団体連合会のホームページも確かな情報源となる。

医療には限界があることを知る

現代の科学技術の進歩にはめざましいものがあり、その結果として長寿が達成された。がんの治療成績も向上している。ひとつの目安として相対五年生存率(1)という指標がある。国立がん研究センターのホームページによると、一九九三年から九六年にがん登録された患者さん全員の相対五年生存率は五三・二%だが、二〇〇九年から十一年の場合だと六四・一%になっている。

この数字を見る限り、がん治療は進歩しているが、日本人全体に比べるとがんになった人で五年間生きている人は六割四分といったところである。がんの種類によっても大きく差があるが、全体としてみるとまだまだがんが治る病気とは言えないと認識する方がよい。

数字を差し置いても、所詮、人間の死亡率は百パーセントであることに違いはない。「金に糸目はつけないので、できる治療は何でもやってもらいたい」と切実な想いを口にした晩秋期の病者にも出会った。悲壮感が漂っていた。「これだけ医学が進歩しているのだから、がんも治ると思っていた」と、現実を甘くみていたことを悔やむ言葉も聞いた。

そう言われても、その願いに直接応えることはできない。考え方、価値観を変えることの手助けはできる。医療にも限界があることを知って、常に、足下を見て一歩一歩、その歩幅は小さくても前へ進もう。

(1) あるがんと診断された人のうち五年後に生存している人の割合が、日本人全体*で五年後に生存している人の割合に比べてどのくらい低いかで表します。一〇〇％に近いほど治療で生命を救えるがん、〇％に近いほど治療で生命を救い難いがんであることを意味します。

＊正確には、性別、生まれた年、および年齢の分布を同じくする日本人集団

「あとどれくらいですか」と尋ねられても

この質問には、正解は出せない。古来、予後予測は医療の大きな課題であり、研究の成果もあって、予測ができるようになってきた。そうだとしても、それは統計的に導かれた数字であり、その人の将来を予言するものではない。私は、かつては、ホスピス医は予後を正確に伝えることと、同時に希望を伝えることが大切な仕事と考えていた。しかし、多くの病者さんの最期のときをみさせてもらっている中で、死のときを予測することは人間にはできないと思うようになった。生まれるとき、死ぬときは神の専権事項ではないのかと考えるようになってきた。

人間は終わりのときを知りえない。従って、医者の言葉は、神の言葉ではないので、参考として聞いてもらいたい。もちろん、病者さんと家族の人たちにとって死が受け容れやすくなるようにという前提で伝えるのではあるが、かえって疲れを増しているのではないのかという思いにさせられることもある。

残された時間をどのように使うのかを、医者の予測を頭の片隅に置いて、後悔のないよう

に過ごすことが大事である。医者もなんと言ったらいいのか悩みながら伝えていることも多いので、医者との会話を重ねることで信頼関係を築きたい。本当のところは医者にもわからないのだということをわかってもらいたい。（本書63ページ「ホスピス本流」）

医者の予測通りでないこともあろう。医者としては、不明を詫びるしかないが、それが人間の限界と思っていただきたい。

医者から、思っているよりも短い予測を告げられたとしたら、それはそれでショックである。しかし、その長く思っていた時間を、告げられた短い時間に思いを込めて過ごすことができたらいいのではないだろうか。記念日や思い出の日があれば前倒しするのもよい。

「孫が小学校に上がるまで」と思っても、何年も先までは生きられない。そんなときには、小学校に上がった孫を想像して、その時に読めるような手紙を書いておくこともひとつの方法であろう。そういうことで、自分の気持ちの整理をしていけば、それが実現できなくても気持ちを納めることはできる。人間とは、先を見越して手当てをすることで現実を受け容れることができるように創られている。ホスピスで多くの病者さんをみているが、人間には死んでいく力が備わっているといつも感じている。

がんといってもそれは体の一部に過ぎない

がんと告げられると、覚悟していたとはいえ、生き方に何らかの変更を余儀なくされる場合が多い。人生計画、生活設計そのものを見直すことも求められる。働き盛りの人たちにとっては仕事と治療の両立がとても大きな問題になろう。昨今は、がんサバイバーの就労支援が積極的に考えられる時代である。

しかし、がんと告げられただけで悲嘆にくれて、生きる気力も失せて、明日の自分が見通せない人たちもいる。そのような人たちには、がんといっても、それで自分自身が変わるわけではない、ある日突然、がんが発生したわけではなく、固形がん（胃がん、大腸がん、乳がん、肺がん、子宮がんなどのかたまりをつくるがん）は、年単位を要して、発見されるくらいの大きさになる。そこまで育ったがんがたまたまその日に見つかっただけである。がんとは知らずに共存していた時間も相当あったはずだ。不調を覚える前からあったと考えられる。そうなら、がんを拒絶して生きることだけが人生ではなくて、がんも体の一部に過ぎないと思い、がんと共に歩むことも考えてもらいたい。そうしたら人生の幅が広がる。

人間は自分にあった生き方の中で生きるものだ。これまでも、恋、受験、就職等々で、第一志望が叶えられなくても、自分の分をわきまえて、それなりに、充実感や幸せを感じられる日々を過ごしてきたはずだ。がんがあってもそうした生き方はできる。

がんが進行して、自らの身のまわりの諸事も思うに任せなくなってきたときには、絶望の淵に立たされるであろう。体の一部なんてのんきなことを言ってはいられない。たとえそんな状況でも何かを支えにして一日が過ごせたらいい。その何かは、一日一日で違ってもいいのだ。所詮、人間は誰かの助けを必要とする生き物で、助けられる中からその日一日に一度だけでもつながり（「いのち」）が見つけられたら生きていける。

ここでフランクルから学んでみたい。フランクルは、第二次世界大戦中、ナチスドイツによるホロコーストの象徴ともいえるアウシュビッツ強制収容所から生還して、戦後ロゴセラピーという心理療法を打ち立てた。

フランクルは、病者本人が病に対してどのように向き合い、それを克服していくかを理解し、そこへ医療者がどのように援助していくかを考えることを主題にした。そして、人生の意味を実現する三つの価値について語る。

創造価値、体験価値、態度価値である。自分が何かを創造すること、素晴らしい体験をすること、それらを通して生きる喜びなどの大きな価値が見出せる。しかし、そういうことができないときでも態度価値があるのだという。岡本哲雄は、態度価値について、『自分の可能性が制約されているということが、どうしようもない運命であり、避けられず、逃げられない事実であっても、その事実に対してどんな態度をとれるか』と人生が自分に問いかけていると受け止め、誠実にその苦しみを『自分のものにする』ことによって実現される価値」、「人間が成し遂げられうる最高に尊い価値」と解説している。（二〇一六年一月二十三日ヴォーリズ記念病院での講演録）

フランクルが説くように生きられたら素晴らしいが、自分がそこまで強いかと問うてみると、とてもとても自信が持てない。

しかし、もともと、人間とはひとりでは生きられないし、ひとりでは死ねないものだ。人生は他者と共に創っていくものだ。そのことをふまえると、まわりでケアする人たち自身がフランクルが教えるような意味を感じているならば、彼らに支えられて何とかやれそうでもある。ケアラーがケアに価値を見出しているならば、ケアラーとコラボレーションして人生を全うできる。

たくましくなった私

「死を意識した時から本当の人生が始まる」といわれる。私自身ががん体験をしたときに最初に浮かんだ言葉である。ハイデガーは死を意識することを人間存在の本質（実存）と考えていた。「いつかは自分も必ず死ぬ」と、誰もが思っている。しかし、そのことは心の片隅にあるだけで、そのことが日々の生活を規定しているとは考えていない。

がんと告げられると、一日の生活の中に多かれ少なかれ死を意識せざるを得ない。そこで見える景色はそれまでとは違ってくる。一日一日の重みが増してきて、無駄に過ごすまいと考えるようになる。これから先を見据えるようになる。

がんと告げられたショックは大きいかもしれないが、このマイナスと思われる事態をプラスに変えることもできるはずだ。ピンチをチャンスに変えることができたら、新たな人生の可能性が開ける。どうせ、いつかは死ぬのだから、死をおそれずに生きようと気持ちを切り替えるだけでも随分と違ってくるだろう。
　振り返ってみてもらいたい。最初にがんと告げられたとき、残り時間を聞かされたとき、目の前が真っ白になったであろう。それから今日まで、人それぞれの日々を生きてきたわけだ。願ったような結果ではなかったかもしれないが、治療を続けた結果が今日につながっている。よくがんばってきたではないか。この事実が何よりの自分の人生を生きてきたということの証しである。それはすなわち、「自分らしく」（本書117ページ「自分・自分らしさ」）生きてきたということだ。
　そう思うと、自分も強く、たくましくなったと自分を褒めたくなる。人間は、がんなどの「まさか」の事態を経験しながら成長していく。もし、がんになっていなければ、こんなには成長していなかったであろう。（恥ずかしながら、私自身のがん体験も含めて、そう思う）
　これからも同じことだ。自分の歩む一本の道をそのときの道路状況に合わせて、ときには渋滞や通行止めで回り道をしながら、目的地に向かって進んでいけば、もしかすると目的地は変更になるかもしれないが、無事に人生のゴールにたどり着けるものである。

　一人の人間が生きた「物語」は、かつて書かれたどんな物語よりも、比較にならないほど偉大で創造的な業績なのである。（フランクル）

フランクルのこの言葉から教わる。がんをわずらい、弱気を抑えて、勇気を奮い起こしてここまで歩んできたことは、偉大で創造的な自分だけの誇らしい業績である。これから先もその業績を積み重ねていけばいい。

この先、がんが大きくなったとしても何かが急に変わるわけではない。業績を積めば、どんなことにも、たとえそれが死であっても、対応していける。自分が自分で偉大な業績を積み上げてきたその先には、決して挫折はない。納得して終わりを迎えられる。

撤退する勇気

がん治療に生死を賭けて取り組んで来た人は数多くいる。がんとの闘病生活を何年も続けてきた人がホスピスに来る。そこでやりきった満足感を示す人は果たしてどれくらいだろうか。「治療は終わり」と告げられて、望んではいないけれどホスピスしかないと勧められた人が圧倒的に多い。まだ諦めきれない人もいる。

人生の多くの時間をがんの治療に費やして、その分、自由な時間を病院に奪われたことであろう。その結果が、「後は知りません。ホスピスへどうぞ」と捨てられてしまう。それで納得できるだろうか。

人間とは、一度は死ぬ存在である。それを心において時間を使った方がよほど有意義ではないだろうか。治療しながらも、家族と過ごす時間を持てた人はいいが、それを犠牲にしてきた病者さんは多い。苦しいながらも、自分なりの人生を無我夢中で過ごして、その集大成の時間としてホスピスを利用できるなら、「死にがい」を感じることができるだろう。

「戦争を始めるのは簡単だが止めるのはむずかしい」と二〇二二年冬にロシアが始めたウクライナ侵攻でもいわれる。太平洋戦争のことを思い出しても、昭和二十年になればおおよその帰趨はわかっていたであろう。もし、終戦への動きがもっと早い時期に始められていたら、沖縄の悲劇も、広島と長崎の原爆も、シベリア抑留もなかったであろう。悲しみの大きさも深さも違ったことだろう。

がんとの闘いも止めるのがむずかしい。しかし、治療を続けている間に、どのような方向へ進んでいるのか、自分でも注意深く現在地を知ってほしい。そして、いつも選択肢の一つとして、治療を中止することも考えてもらいたい。そうすれば、そこから先に進む道が開けてくる。繰り返すが、「死を意識したときから本当の人生が始まる」といわれる。

長生きをめざしたいが、それだけが幸福な人生ではない。死を否定して「生きなければならない」ということから解放されて、「自分らしい」、すなわち「私たちらしい」孤独から開放され、癒された時間が過ごせるだろう。（本書117ページ「自分・自分らしさ」）

死にがいについて

死を学習していない病者

ホスピスを訪れる晩秋期の病者も、私がホスピス医を始めた九〇年代半ばとは違ってきた。その頃はホスピス緩和ケア病棟の数も少なく、社会的認知度も低く、病者自らがホスピスを選ぶという意味合いが大きかった。

昨今では、ホスピス緩和ケアが、がん医療の流れに組み込まれて、医療システムの一部として定着してきた。よい意味では病者の容体に合わせて、よりきめ細かく専門家が対応できるという恩恵にあずかることができるようになった。

だが、現場の実際をみると、病者は、ベルトコンベアに乗せられて、否応なくホスピスを受診するということになっている。

「人生を全うする」ということがホスピスで過ごすことの大きな魅力なのに、そのことがピンときていないのだ。もっと真剣に人生の締めくくりを考えてほしいと願うのであるが、人生について語ることもなく、遺された人たちへの想いを話すのでもなく、あっさりと旅立っていく人が多くなっている。

実存的空虚（本書110ページ「人間とは」）という言葉を紹介したが、死の現実味が薄くなっているのではないだろうか。

その理由として、ＩＣＴ（情報通信技術）の発達により、バーチャルなつながりが多くなり、自分にとって身近に感じる人が減ってしまったこと、病院や施設で死を迎える人が増えたこと、少子化や核家族化などで死に立ち会う場面が少なくなっていることなどが挙げられる。また、抗がん治療の方法が増えたので、まだ治療が続けられるものと思い込んでいる病者もいる。コロナ禍で孤独な死が増えたことも一因であろう。

終活ということが言われるようになった。一見すると、死を考えることが普及してきているようにも思えるが、ホスピスの臨床現場では、それほど行き渡っているとも思えない。アドバンス・ケア・プラニング（ＡＣＰ）も推進されているが、ホスピスではその言葉を聞くことすらない。

そうなると、ホスピスで出会う初対面の病者には、まずは気持ちをほぐす会話から始めて、言葉を選びながら、「自分は死ぬのではないかと考えたことはありますか」と尋ねる場面もある。配偶者とか子どもさんが付き添ってくる場合が多いが、家庭内でもそのことを話すこともなく、付き添ってきた家族も、病者さんがどのような返答をするか真剣に聴く姿がある。

ホスピス初診で初めて家族内で死についての病者の思いを共有することになる。病者さんは、家族の前であるという条件下で、本心を言える場合もあれば、家族に遠慮して本心を言えない場合もある。いずれにしろ、死ということを俎上にのせることから始める必要がある。

専門化・細分化された医療が推し進められた現代医療では、病者の全体像を把握できなくなった。先の見通し（予後）についても知らされていない場合が多くなっている。ホスピスの役割が「死」という言葉を用いるところから始める必要がある。ホスピスにたどり着いた病者の揺れる気持ちを落ち着かせるためには、「死」という言葉をはっきりと口に出して、これからの過ごし方を共に考えようとする姿勢が大切である。

死をおそれないために

エリザベス・キュブラー・ロスは、アメリカの精神科医である。『死ぬ瞬間』という邦題名の著書の中で、死に向かう人の心の変化を「死の受容の五段階説（否認→怒り→取り引き→抑うつ→受容）」として発表した。わが国でも多くの人に読まれ、死を看取る医学の発展に少なからぬ影響を及ぼした。彼女が『続死ぬ瞬間』の中で、死にゆく人たちから聴き取ってまとめた死を受け容れるために重要な七項目を挙げている。私の前作（『希望という名のホスピスで見つけたこと』）でも紹介したが、本書では、私の臨床経験も加味して記す。

《過去にストレスの多い状況を乗り切った経験》

「生きるのに必死でした。人生の意味とか目的とか考えたこともない」と語る病者がいる。ホスピスではライフレビューを通して、自分の人生について総括してもらう。今日にいたるまでの道のりが、決して平坦ではなく、思い描いた道筋ではなかったけれど、その時々に必死でやるべきことを果たして、何とかしのいできたという経験を思い出してもらう。

「大変な中、今までよくやってきたじゃないですか。よくがんばってきたじゃないですか。立派なものですよ。」

こういう言葉で自信を取り戻す病者さんは多い。

人生は謎だから、この先も期待した通りにはいかなくても、「生きられる間は生きられるはず」と考えることができたらどうだろう。死を間近に感じて、今までにないほどのつらい経験だとしても、今やらなければならないことを見つけて、そのときにできることを精いっぱいやるしかない。そのことしか明日につながる道はない。そういう生き方が「自分らしく」生きることなのだ。

《意味深く充実した人生を送ってきたという気持ち》

「まさか、こんなにはやく終わりがくるとは思っていなかったが、今までにやるべきことはやってきたし、その点では悔いはない」と晴れやかな表情で話す病者もいる。こういうことを口にできる病者は、その後もホスピスで落ち着いて過ごすことができる。死を受け容れるためには、人生の満足感が必要である。

過去を振り返って、そこに至るまでの道のりが一連の物語として思い描くことができたら、その人の人生は納得できるものになるだろう。物語には起承転結がある。幼少期から今日までをこのような形でまとめることができたら、満足感を味わえるのではないだろうか。苦労の多い人生だったとしても、それに手ごたえを感じることができたら、納得した人生になる。

しかし、過去の自分と現在の自分がつながらず、人生に一連のつながりが感じられないときには、悩みが深い。自己肯定感が低くて、とても人生を肯定的に考えられない人もいる。そういう人に対しては、傾聴・共感・理解というホスピスの基本に立ち返って、人物理解に努める。それには、時間がかかるので、こちらも焦らずに情を込めてつきあうことである。

《たがいに思いやり支えあう夫婦関係》

夫婦のことを「連れ合い」と表現することがある。金婚式を迎える程の時間を連れ添ったご夫婦には「連れ合い」という言葉が似合うように思う。夫婦ですごした歳月が、単なるクロノスという数字上のことではなくて、カイロスというべきもの（本書29ページ「最先端医療と死」）として、ご夫婦の落ち着きの中に感じられる。お互いにかけがえがない存在なのであるが、死別という時が近づいていることも、その表情や物腰には暗黙の内の了解事項になっているように見えるのだ。それは、上述の一番目、二番目のことがらも一体となって人生の充実感として表わされている。

フランクルの言葉を紹介しよう。

私は妻と語った。私は彼女が答えるのを聞き、彼女が微笑するのを見る。私は彼女の励まし勇気づける眼差しを見る――そしてたとえそこにいなくても――彼女の眼差しは、今や昇りつつある太陽よりももっと私を照らすのであった。その時私の身をふるわし私を貫いた考えは、多くの思想家が叡智の極みとしてその生涯から生み出し、多くの詩人がそれについて歌ったあの真理を、生まれて始めてつくづくと味わったということであった。すなわち愛は結局人間の実存が高く翔り得る最後のものであり、最高のものであるという真理である。(フランクル)

この時、妻はすでに収容所内で死んでいた。だが、ホロコーストの最中、絶滅収容所という、一片の愛のかけらさえも感じることができない場所におかれていても、たがいに思いやり、支え合う人のまなざしを自分がそこで感ずることができれば、自らを充《み》たすことができるというのである。

人生の最期にたがいに「ありがとう」と声になるとき、人生の真実が啓《ひら》かれる。この瞬間は、ホスピスでみる最も美しい光景のひとつである。

やはり、夫婦は生きていくための最高のパートナーである。

《喜びにみちた死後の世界への期待感》

死にゆく人たちを間近にみていると、死を望む声がよく聞かれる。身動きもままならない体で、痛みやだるさを覚え、これから先もよくなる見込みはない。毎日が苦痛で仕方ないという声を耳にする。今、現実に起こっている苦しみからの解放を期待する声である。

その時に、「あちらの世界で会いたい人はいますか」と尋ねることがあるが、返事が返ってくることは少ない。その少ない病者の中のひとりは、娘さんを自殺でなくしたクリスチャン男性であった。「天国に行ったら娘に会って、『元気にしていたか』と声をかけてやりたい」としみじみと語ってくれた。その一言には、娘さんに対する愛情が何十年もの間、片時も失われていないことを象徴しているようで、また父親としての娘に対する責任のようなものを感じた。

日本人では、輪廻転生を信じている人もいて、生と死の隔壁が低いと考えられている。その結果、来世への期待感は欧米人ほど大きくはないようだ。

《病気の意味や病気がもたらしたものについて語れること》

生命を脅かすような病気を告げられたときに、冷静でいられる人は少ないであろう。医師をはじめとした医療チームに治療を委ねなければならない。そして、祈る気持ちの中で、医療者の言葉に耳を澄まし、一字一句も聞き漏らすまいとし、その言葉に一喜一憂しながら毎日を過ごすことになる。そのような闘病生活の中で、病者は、病気の意味、苦難の意味を探り、その後の人生に向かっていかなければならない。

病気と共に生きていくことになるが、その時に自分の病気について気軽に話し合うことができるなら、病気の理解も深まるし、話し合った者同士が互いに助け合っていくこともできる。

がん患者会があちらこちらで開かれるようになった。全国がん患者団体連合会（全がん連）ホームページを開くと患者会の場所がわかる。

自分の経験していることが、自分ひとりだけのことではなくて、共通の悩みであることがわかったら心は軽くなる。また、同じ病名であっても、病気体験はそれぞれに異なる。違った考え方を聴けるときに、心が開かれて、大きな勇気が湧いてくる。

《主治医が包み隠さず率直に事実を説明し、力になると約束してくれたこと》

現代医療の問題点（本書26ページ）のところで論じたように、今の医学は分業制で、病気を部分的に診ることに主眼がおかれているので、病める人に向けられるまなざしには乏しい。病者の心模様に関心を寄せる医者は少ない。「誰が主治医かわからない」という言葉が病者から洩れるのである。だれにも相談できない孤独感を表している。ホスピスでは、「最期までみるから」と言葉を返すが、病者はその一言で大きな安心感を得ている。

病者への思いが深い医療者に診てもらっていたときは、治療への満足感が高い。ホスピスについての説明をしっかりと聞いてから我々のところに来る。その場合には、前項にあったように、自分の病気の意味やもたらしたものについて私たちに語ってくれる。自分の現在地もよくわかっているので、ある種のゆとりさえ感じられる。

《自分の子どもや友人たちが気にかけてくれていると感じていること》

先ほどは夫婦関係が大切なことが記されていたが、ここでは他の家族や友人のことにも触れている。困難な状況にあるときに、他者の存在は大きい。信の世界の大切さを思う。

病室を訪れると、家族旅行や職場の慰安旅行で撮った写真が置かれ、家族、職場の同僚や友人から贈られた寄せ書きが飾られている。それを話題にすると、多くの病者が思い出を語ってくれる。苦しい時間の中にも、一時のやすらぎを覚えることができる。

兄弟姉妹の存在も大きい。病者とほぼ同じくらいの時間を生きてきたわけで、他の誰よりも長い時間を共に過ごしてきたのが兄弟姉妹である。子どもの頃、親に内緒で悪戯をした思い出を語ることで、数十年間の空白を埋めることができ、和やかな気持ちになる。

以上、キュブラー・ロスから死を我がこととして受けとるために大切な七項目を紹介した。その中で、医療者がかかわっている項目は六番目（主治医が包み隠さず率直に事実を説明し、力になると約束してくれたこと）だけである。残りの六項目は、人生の中で築き上げられたものである。つまり、どのような生き方をしてきたかが、そのまま死のあり様につながるようにみえる。「人は生きてきたように死んでいく」といわれる所以である。

死にがいとは

キュブラー・ロスから「我が人生に悔いはない」といえる要素を学んだ。さらに深めて、「死にがい」ということを考えてみたい。

倫理学者の小原信は次のように記す。

死がだれにとっても不可避なら、いさぎよく死ぬ他ないが、よく死ぬためには、当人が「死にがい」を感じ、まわりも「死なれがい」を感じるようでなくてはならない。そのためには患者自身が日頃から生きがいを感じ、生かされがいを実感していなければならない。

人間的な死がまれになったいま、信頼できるスタッフがホスピスにいて、心ゆくまで看取ってくれると、死にがいと死なれがいのある死となる。ここでは、死にゆく者がまわりのあたたかいまなざしに支えられて、おだやかで落ちついた最期をとげることがで

きる。（以上、小原信）

ホスピスで大切なことは、病者一人ひとりに人生の意味と価値を見つけもらうことである。生き様を振り返ってもらうとき、「反省はあるけれど後悔はない」と言い切る病者は多い。自己肯定感が生まれ、その結果として穏やかな最期につながる。

多くの晩秋期の病者さんをみていると、人間には死ぬ力が備わっていると思われる。納得して死んでいく力がある。「生きがい」を生きてきた人たちは「死にがい」をみつけることができる。「死にがい」は「生きがい」の最終形である。

また、次のようにも考えられる。遺された人たちが、「あいつは、あっぱれな人生だった」と振り返ることができるのであれば、それが「死にがい」ということになるのではないだろうか。死後、看取ってくれた人たちに「死なれがい」を感じてもらうことが、「死にがい」ということになる。つまり、「死にがい」とは「死なれがい」のことである。

そうすると、「生きがい」は生きているときから自分自身で感じることができるが、「死にがい」は死んでから遺された人たちがどのように評価するかということで決まってくる。たとえ自分で、「これでよし」と「死にがい」を感じて死んだとしても、遺された人から「エッ？」と疑問符をつけられたならば、「死にがい」とはいえないだろう。

要は、「生きがい」のある人生を生きることしかないように思うが、それは、これまでに人間について考えてきたように、フロムのいう〈ある〉様式（本書117ページ「自分・自分らしさ」）にならって、他者との開かれた関係を築いていくことなのである。

自分のやりたいことを好きなようにやってきたとしても、それだけでは「死にがい」を感じることはないようだ。豊臣秀吉の辞世は、「露とをち露と消へにしわが身かな浪速のことは夢のまた夢」である。あれだけの栄華を極めた秀吉でさえ、この辞世からは、人生のわびしさやはかなさを感じてしまう。

他方、忠臣蔵の大石内蔵助は、「あら楽し思ひは晴るる身は捨つる浮世の月にかかる雲なし」と詠んだ。こちらは、主君の仇を討って、家臣としての責任を果たしたすがすがしさに溢れている。そして、現在まで武士の鑑《かがみ》として伝承されていることに内蔵助はおおいに「死にがい」を感じていることであろう。

神谷美恵子の名著『生きがいについて』には、

人間が最も生きがいを感じるのは、自分がしたいと思うことと義務とが一致したときだと思われる（以下略）。（神谷美恵子）

と記されている。ここでいう義務とは責任といってもよい。本書117ページで「自分らしさ」を考えたように、他者との関係の中で自分の責任を果たすということが「生きがい」と大きくかかわっている。義務を果たすということは利他的な生き方である。開かれた生き方ともいえる。これを貫いた生き方が「死にがい」、「死なれがい」を生みだしている。

こうしてみると、「我が人生に悔いはない」というだけでは、「死にがい」にはならないようだ。ここでも、「自分らしく」、すなわち、「私たちらしく」生きていくことが求められている。自らを捨て、他者とコラボレーションすることが「死にがい」につながっている。

人生の店じまい

「納得のいく最期を、どうしたら迎えられるか。命長き時代に、死は長く眼前にある。人生の店じまいを、頭の片隅に置いておこう」（一九九八年のアエラ臨時増刊No.37）とつづられていた。

このような文言が語られる背景について、村上陽一郎から引用する。

人生の終わりが、医療によってコントロールされ、ある程度の長さを引き延ばされるようになったことで、一人ひとりが、自分の死について具体的に考えざるをえない現実に直面する。〔中略〕将来、自分が終末期医療を受けるような状態になった場合、どういう死に方を選ぶのかを、あらかじめ決めておかなければならないのは、今の医療現場では、自然な死を迎えるためには、「不自然な延命治療はやってほしくない」という意思表示を残しておく必要があるからです。逆に言うと、本人の明確な意志が確認できない限り、現場ではあらゆる延命治療をしようとしますから、結果として「なかなか死ねない」状況になってしまうこともありうるわけです。（村上陽一郎）

村上は二〇二〇年の著書でこのように記した。本書29ページ「最先端医療と死」でみたように、医療の進歩は「命長き時代」をもたらした。それはそれで悪いことではないが、長寿社会になって新たな問題も生じている。そのひとつが、「なかなか死ねない時代」になってしまったということである。実際に、医療の現場では長生きをぼやく声があちこちから聞こえてくる。

「死を意識した時から本当の人生が始まる」といわれる。最期はどうしたいかを、元気な時から考えなければ、自然な死は訪れない。早すぎるということはない。元気な時から少しずつ考えよう。長寿社会となったいまこそ、死を学習すること（Death Learning）が良き死には必須科目である。恥ずべきことなく死ぬためには、自ら求めて学ぶ必要がある。

まずはライフレビューをして、自分が誰のもとにあるかを確かめてみてはどうだろうか（本書157ページ「私の『いのち』観」）。それは自分の価値観の源がどこにあるかを確かめることになる。その上で、死という「こと」を考える（本書43ページ「病める人をみるということ」）。自分にとっての死を考える。一人称の死を想うことである。一人称の死は経験できないといわれるが、その時は必ず来るのだから、その備えを怠ってはならない。

エンディングノートが書店で売られているが、そこにはすぐには埋められないページもある。それは自分の実存に関する部分であり、そこを埋めることができたら、他のページは容易に埋められる。

「自分の死を創る」といわれるが、とても一朝一夕にできるものではないことは明らかだ。悪くなってから考えようとしても、そのときには頭が十分に働かない場合も想定される。

死は終わりだと考えがちだが、本書でみてきたように、死は決して終わりではない。人間という存在は、誰かとのかかわりの中にある。自分ひとりのこととしては、成り立たないのである。そのかかわりが「いのち」として、遺された人の中で永遠に生き続ける。こうして、人類の歴史は、五百万年のときを刻んできた。これからも刻まれていくだろう。

自分一代で、もう十分と考えている人たちもいるだろうが、死ねば、時代が移り、また歴史が刻まれていく。本書１１０ページ「人間とは」で考えたように、ハイデガーによれば「存在とは時間が熟すること」である。

【たき火のぬくもり⑭】ホスピスは何をしてくれるところか

牧さんは八十代を迎えたばかりの男性で大腸がんだった。肝臓に転移があり、抗がん剤を続けてきたが、治療医からホスピスを紹介された。

悩ましい症状はないが、早めにホスピスを体験しておこうという入院だった。私の訪室時にはおかきを食べていた。

「ここは検査もなければ治療もない。もっとああしろとか、こうしろとか言ってくれたらいいのだが。ほったらかしにされて、何もすることがない」

「ここにいても無駄だと思っているわけですね。こんなところじゃ、将来、死にかけても頼りにならないと思っているわけですか」

「今のところは、そんな気になっている。早く家に帰って、また抗がん剤を続けた方がいい」

「抗がん剤を続けているのですか。あれも副作用とかでなかなか大変でしょう」

「そうよ。先生にいつまで続けるのかと尋ねても、それを決めるのは患者自身だといわれる。続けたければ続けるし、止めたければ止める。それを決めろといわれても、こちらは素人だからどうしたらいいのかわからない。ほんとははっきりと決めてもらいたい」

「抗がん剤の効き目はどうなんですか」

「それを訊いても、先生ははっきりと教えてくれない」

「効いているか、効いていないかもわからずに、続けたければやればいいし、イヤなら止めればいいということですか。雲を掴むような話ですね」

「しかし、止めたらどうなるのかそれも心配だ。まだやっている方が安心だ」

「しかし、抗がん剤を続けていたら、体もエライし、美味しいものも食べられなくなるじゃないですか。抗がん剤をしても、しなくても、終わりはくるわけだから、自分のやりたいことをやって過ごす方が得なんじゃないですか」

「私は八十歳も過ぎたから、もう欲というものはなくなった。何かしたいとか、しなければと思うこともない」

「それならなおのこと、説明も十分になくて、効いているかどうかもわからない抗がん剤は止めたらどうですか。今まで抗がん剤を続けたから元気で来たのか、元気だから抗がん剤を続けられたか、どっちかわかりませんからね」

「そうかもわからんね。勧められたから続けてきたけれど、この先、しんどい思いをしてまで続けても、どうなんやろうな」

「抗がん剤をしていると、医者の言葉に振り回されるし、病院の時間に合わせて自分の予定を立てなければならないし、結構気が重いでしょう」

「長いこと病院で待たされるしな」

「抗がん剤を止めたら、医者から離れて自由になれます。そうしたら、はじめて自分で考える自分の人生を過ごすことができるようになりますよ。これからの時間は自分の時間として使えますから。その時間を使って、どうしたら、恥ずかしくなく人生を終えることができるかを考えてみたらいいのではないでしょうか」

「私も人生の終わり方を考えている」

「でも、抗がん剤を続けようと思うならば、それはまだまだ生きようとする方向じゃないんですかね」

「ウーン、そうか。私は公的な仕事も沢山してきたので、他人の話はよく聴くことにしている。細井先生の考えもよく噛みしめてみます」

「ホスピスは一見退屈にみえるところですが、本来の自分の姿を考えてもらうために、まわりから雑音を入れないようにしているのですよ」

そして、翌々日の退院の日、「細井先生に会って、いろいろと考えさせてもらいました。抗がん剤の先生と今度はきちんと話し合ってみます」という言葉を残してホスピスを後にした。

我々のホスピス玄関には、「ホスピスは、ここに来ればもう終わりという場所ではなくではなく、『ここからはじめよう』という場所」と掲額されている（本書57ページ「ホスピス緩和ケアの広がり」の挿入写真）。
牧さんがそのことを感じてくれることを願いたい。

2　がんを体験した「わたし」のミッション

【たき火のぬくもり⑮】「先生が好きやから」

八十代も後半にさしかかった大腸がんの女性、高橋さんである。手術して五年になるが、がんがお腹の中に広がり、食事が通らなくなってきた。痛みがあって入院したが、大分軽くなり、少しなら食事もできるようになった。自分でも食事に気を遣い、お腹を温めることを絶やさなかった。お嫁さん、お孫さんたちは好物の品を届けては高橋さんを支えていた。

入院後二月が経過して、安定していたので退院することになった。退院の日を指折り数えて過ごす中、ある日の回診の一コマである。

病室に伺った時に私が目にした高橋さんの姿は、一瞬、広隆寺の弥勒菩薩と見まがうばかりであった。弥勒菩薩を思い出させるような人にもそうそう出会うわけではないが、高橋さんは上品な受け答えで、立ち居振る舞いもキマっていた。

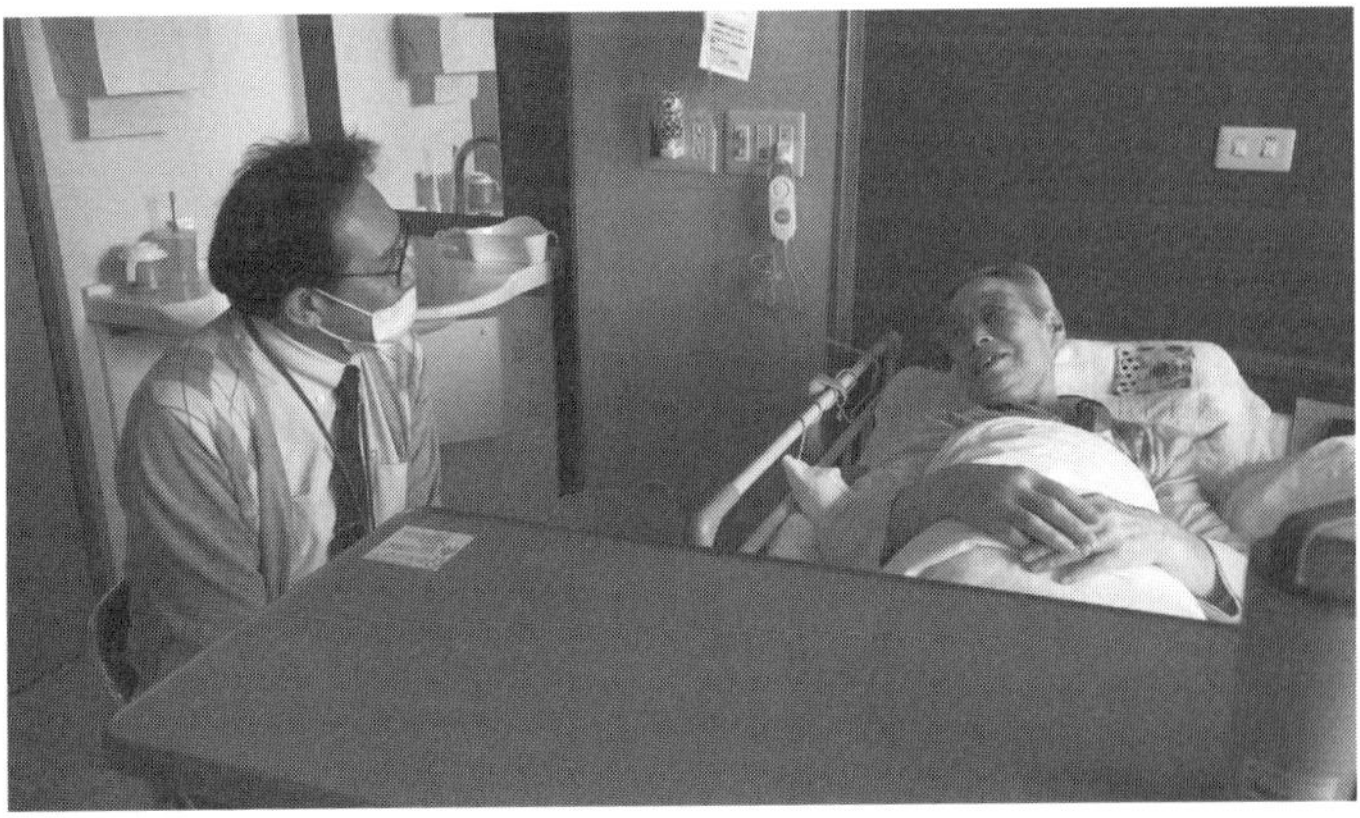
高橋さん

「今日は何かもの思いにふけっているようですね」

「昨夜、夢を見たんですよ。退院している間に先生が病院を辞めてしまって、もう会えないという夢でした。今、こんな悲しい夢を思い出していたのです。その時に先生が入ってきてくれたので、涙が出てきました」

「あれまあ、そんな夢を見たんですか。退院を控えていると、楽しいことを考えるものだけど、無意識の中には一抹の不安もあるということですね。私は辞めるつもりはないので、きっとまた、ホスピスに戻るときには会えますよ」

「先生が好きやから、退院したばかりにもう会えなくなったら、どうしましょうかと悲しくなってきました」

「そうでしたか。好きと言ってもらえたら大変光栄です。なんとお返ししたらいいのか、いい言葉が思い浮かびませんわ。そうですね、私が、患者さんと会うときにいつも心がけていることは、『それでいいやん』と思ってもらえたらなということです。毎日、痛かったり苦しかったりで、自分の思った通りのことは何も叶えられないかもしれないけれど、どうにかして、『それでいいやん』と思ってもらうにはどうしたらいいかなとかいうのが私の毎日のテーマです」

「それは、毎日、充分に伝わってきます」

「そうですか、ありがとうございます。僕、高橋さんが大好きです」と知らず知らず口をついて出た。

「先生が来てくれるのを毎日楽しみにしています」と笑顔がこぼれた。

お腹を診察すると、がんはまた大きくなったようだ。家に帰ってもどれくらい快適に過ごせるかはわからない。

だが、自分の役割をきちっと果たしてきた方なので、この世の旅路の終わりもきちっと果たせるであろう。『それでいいやん』が伝わっているのだから。

わが行くみち

私の歩みを振り返ってみると

人間とは何か、自分はいかに生きるべきかを悩みながら、今日まで生きてきた。本項では、私の人生の残り時間の過ごし方ついて思っているところを記してみよう。

まずは、私の人生をライフレビューしてみたい。

クリスチャン医師の家庭に第一子として誕生した私は、両親はもとより、祖父母、叔父叔母など家族全員に可愛がられて、なんの苦労もなく幼少期を過ごした。日曜日には祖母、両親と教会に通い、キリスト教の大きな愛の中で育てられた。

その私が人間の生き方についてもつようになったのは、洗礼を受けた中学一年生の時からだった。その頃、人生に特別悩みを抱えていたわけでもなく、自分ということを深く考えたこともなく、周囲の勧めに従って疑問をいだくこともなく洗礼を受けた。

しかし、このことが深い悩みの始まりだった。常になにか重いものを背負っているかのように感じていた。洗礼を受けた責任をどのように果たしていけばいいのかと日々考えあぐねていた。信仰という重いものを背負って生きることの現実を自分なりに意味づけるために「いかに生きるべきか」を探った。

医学部に進学しようと決めたのは、恵まれた環境で幼少年期を過ごした者の責任として、他者の役に立たなければならないという考えが芽生えたからだった。

私と同じようにクリスチャンの家庭で育った妻との結婚も、力を合わせて神の下で自分たちの責任を果たしていこうとふたりで誓ったからだった。この点については、我が家の三人の子どもたちが、私と同じ年頃に洗礼を受けたことで、ひとつの大きな責任を果たすことができた。

医師としてのスタートは外科医だった。「先生は命の恩人だ」と感謝され、外科医として病者に喜びを与えることができ、とても充実感を覚えた時期もあった。だが、それもつかの間で、経験年数に比例して、外科医の力では喜びを与えられない重い病者とも出会うようになった。それは、がんが取り切れない場合や、あるいは取り切れたつもりでも後年になって再発する場合である。その時に、病者の悲しみやつらさを他人

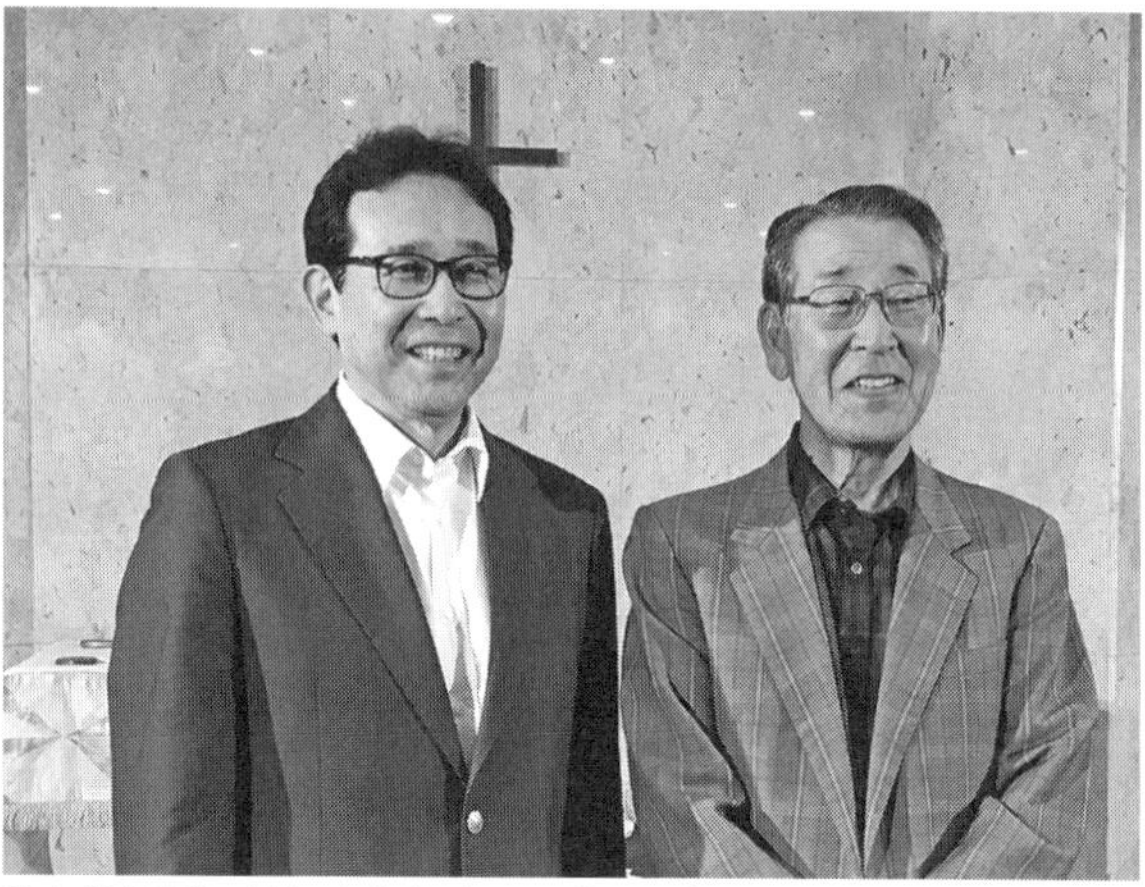
柏木哲夫先生（右）と著者（2019 年 4 月）

事としてしまうことが、何故か、私にはできなかった。

悲しみのどん底にある病者に手を差し延べていくことが医師の大切な役割のようにも思えた。その方法を考えあぐねているときに終末期医療を知った。淀川キリスト教病院で柏木先生に出会い、全人的ケアを目の当たりにして、目から鱗が落ちる思いであった。

外科医からホスピス医に転向することを決断できたのは、切って治す医者は沢山いるが、治らない病者に寄りそう医者も必要だと確信したからである。それが宗教的環境の中で育てられた人間の為すべき仕事のようにも思われた。「召命（Calling）の時」だった。

がん体験から私の人生が始まった

なにか重い荷物を背負いながら、仕方なしに生きるという中で、ふと立ち止まったときに、自分というものを考える。がんと宣告されたら、死を考える人も多いであろう。死を意識すると、そこから新たな生き方が開かれる。その意味から、「がんの経験は人生にはプラス」ととらえることが望ましい。私はがんとわかったとき、これを自動車にたとえると、人生のギアがドライブにシフトされた。がんが人生を動かす推進力になった。私のがん体験の詳細については、二〇〇三年と二〇一四年に上梓した拙著（『死をおそれないで生きる―がんになったホスピス医の人生論ノート―』、『希望という名のホスピスで見つけたこと―がんになったホスピス医の生き方論―』、いずれもいのちのことば社刊）をお読みいただきたい。

本書ではそれ以降に私の内面に生じた変化などをしたためてみよう。

私は、私自身ががんに罹りながらも、死なずに生きていることを不思議に思っている。「多くの病者が私の患者として死んでいったにもかかわらず、私自身は生きている。何故か」。この答えを求めた。その結果、もはや自分は死んでいるのではないかと思うようになった。更に、にもかかわらず生きているのは、細井順ではなくて、「細井順のごとし」と考えるようなった。

人生のドライブを続けてきて、七十歳を過ぎて、最近になってどうやら目的地の近くまで来たような気がする。


人生において、なによりもまず知らなければならないのは、自分が何を本当になしとげたいかである。そしてついにそれを知りえたなら（そのために人は通常、生涯の半ば以上をついやす）、この目標とともに手段をも得ようとしなければならない。（ヒルティ）

ヒルティは人生をどう生きたいかを探すのに人生の半分以上の時間を要するという。生きることについて意味や価値を見出すことには時間がかかるのである。人生の大半を悩んで過ごすこともあたりまえなことだ。

この私もいよいよこれからが、人生の集大成のために自分の役割を果たすべきときなのであろう。

私は生かされた存在

晩秋の病者とかかわる中で、私の年齢が上がるにつれて、自分と同年代の病者と出会うことが多くなってきた。同じ時代の空気を吸い、風に吹かれながら人生の四季を生きてきた。その同輩が秋を迎え、ある人たちは一足早く色づき散っていく。

私自身は色づいてはきたが、まだ散るほどではないようだ。散るのは時間の問題だが、どうして早めに散る人となかなか散らない人との違いが生まれるのかわからない。

私は、腎がんを患い、何故かわからないが、術後二十年も生きてきた。生きなければならないと思っているわけではないし、そのための努力をしているわけでもない。がんに対する治療は何もしていない。検査を続けているわけでもないし、がん再発を遅らせようと意識していることは何もない。それにもかかわらず私は生きている。

ホスピスの仕事を通して、私よりも遅れてがんが見つかり、積極的に抗がん治療をしてきた人でも、私より先にホスピスから旅立つことを幾度も経験した。死なないでいる私との違いを考えても、誰にでもあてはまる真理といえるような答えは見当たらない。たとえば、「私には、この世にまだ役割があるからだ」と結論づけたとしても、それは自分勝手な思い込みでしかない。

どの人もその人なりの仕方で生きるために努力をしているはずである。けれども、人生の長さには差ができる。何が功を奏するのか決定的なことはわからない。

手術して十年が経過した頃、自分が生きたいと願うから生きているのではなくて、生かされているにすぎないと考えるようになった。そこで、自分へのこだわりが少なくなった。

本書87ページ「人はホスピスを必要としている」で山田さんを紹介した。私が山田さんに語った聖書の言葉は「自分の命のことで何を食べようか何を飲もうかと、また体のことで何を着ようかと思い煩うな」(『新約聖書』マタイによる福音書六章二五節)であった。神様が養ってくださるということなので、まさに生かされているということである。

無からはじまる新たな道

『イエスの言葉／禅の言葉』は二〇一〇年刊行の書であり、折に触れては繰り返し目を通してきた。その冒頭には次のように記されている。

我は、我ならずして、我なり

これはどういう意味だろうか。「我ならずして」ということの理解がむずかしい。ずっと考えてきたのだが、この数年で、「我ならずして」とは「無限に開かれていること」だと感得した。

手術後、十五～六年経った頃であった。その頃から自分は生きているのか、死んでいるのかよくわからないし、どちらでもいいのではないか、あるいはすでに死んでいるのではないかとさえ考えるようになった。こうして、今日の私は死んでいるけれど生きているという感覚に至った。

先に井筒俊彦の『意識と本質』を紹介した（本書125ページ「自分のごとく生きる」）が、それを手がかりに考えてみよう。禅では何事も無自性という。人間とて、自分という本質はない。「細井順」というのは、あくまでも「細井順のごとし」だ。何が細井順かといえば、それを言明できるものは何もないということである。自分には自分といえるものが何もない。これこそが、禅でいう無ということである。私は今、無本質の私として生きている。本質がないのだから、そこにこだわることはなく、無限に開かれているということになる。

これが、私が実感する「我は、我ならずして、我なり」である。最初の「我は」とは、個別の自分、生まれたままの自分であり、「我ならずして」というのは、個別の自分の我を捨てて無の世界の中に溶け込んだ状態で、自他未分の境位である。我もなく汝もない状態である。最後の「我なり」とは、井筒の言葉によれば、宇宙に漲る無限のエネルギーを身に帯びた「自分のごとし」という自分である。あたかも分節されているかのようにこの世で生きるということになる。小我を捨てて大我に生きることを意味している。

人は悲しみを生きることによって、「私」の殻を打ち破り、真の「わたし」の姿をかいま見る。（若松英輔）

若松は、「私」という小我から「わたし」という大我に導かれるという。こういう考えに至ったことは、「私は生まれ変わった」と言ってもいいのかもしれない。

クリスチャンになるとは

禅の言葉を通して、「我は、我ならずして、我なり」ということを考えてみた。そこでは、自分に死んで、無の世界に開かれて、宇宙に漲《みなぎ》るエネルギーを帯びて、自分のごとしという状態で生きることと理解できた。

さて、無の世界にたどり着いたのだが、そこで待っていたのは、『聖書』の言葉であった。

生きているのは、もはや私ではありません。キリストが私の内に生きておられるのです。（『新約聖書』ガラテヤの信徒への手紙二章二〇節）

ここに語られていることは、間違いなく、「我は、我ならずして、我なり」である。無としていわれていることは、神と置き換えてもいいと思われる。自分を捨て、神の世界に入れられ、神（イエス・キリストでもよい）の愛をこの身に帯びて、自分のごとく生きていくということである。今日の私は、見た目は過去の細井順と何も変わらないが、その生きる意味を新たに獲得した細井順である。ここに「我ならずして」の我がいる。

今日の「私」は、細井順に留まっていなくて、開かれた「わたし」である。キリストが内に生きているという無限に開かれた存在となった。これからは、無限に開かれた細井順として、生物としての寿命が尽きるまで生きていくことになる。

今ここにいる自分は、自分のために生きる自分ではなく、神の手足となって動く自分なのである。そう思うと、気が楽になった。生きること、死ぬことにこだわりがなくなったからである。「私」にこだわることは必要ないのだから、生きていても死んでいても同じことだ。

この一日、自分がやれることを悔いなくやればそれでいい。結果については、神が責任を負ってくれるであろうという心境である。

私の場合、「生きるとは何か」と問われれば、

神を畏れ、その戒めを守れ（『旧約聖書』コヘレトの言葉十二章十三節）

と返そう。

振り返ってみると、私は中学一年で洗礼を受けてから、およそ六十年の歳月を要してクリスチャンになった。遠藤周作が晩年の大作『深い河』の中で、主人公大津に「日本人の心にあう基督教を考えたいんです」と語らせている。日本人の私は、東洋の無について省察し、それを通して、自分の心にあう基督教を見つけた。西洋のキリスト教を自分の人生の中に取り込むことができた。

ヒルティが言うように、ここに至るまで人生の大半を費やしたことになる。

自己を超えるということ

「人間とは何か」、「自分とは何か」、「何のために生きるか」、これらの答えは、いくら悩んでも明確にはできないのであろう。永遠の謎である。何しろ、無なのだから。答えを出そうとすると、人間以外、自分以外のものとの対比の中で答えを見つけることになる。

岡本哲雄から人間の在り様について学んだ。

> 人間であるということは、「それ以外の何ものかに差し向けられていること」を意味するのであり、〈中略〉人は何ものかのため、あるいは誰かのため、すなわち、ある事柄のため、あるいは友のため、あるいは「神のため」まず自己を失うところまで達してはじめてパラドキシカルに自己を発見するのである。すなわち、自己実現は、自己超越

の結果はじめて可能になるのである。自己超越は、その人間固有の「意味」に向かうのであり、いわば「汝のあるところのものに成れ」（中略）という「世界」からの「呼びかけ」にアクティブに「応答」し、「唯一独自に汝たりうるもの、ならびに汝たるべきものになること」を意味するのである。（岡本哲雄）

自分を見つけ、自分の生を全うするための道は、自分を捨てることから拓かれるという。宗教が教えることは、人間とは脱自的、自己超越的な存在だということである。そもそも自分という存在はないのだから、死をも受け止めることができるということである。個を超えることができたときに平安な人生、平和な世界が待っていると教える。

私にあてはめると、先にも記したが、がん体験以前には、医者として、自分は他者の役に立たなければならないと思って生きていた。しかし、がん体験を通して医者の考えと病者の悩みには大きな隔たりがあることを学んだ。自分で他者の役に立っていると思っていたことに疑問を感じた。それから、人間の生き方に一層の興味を覚えるようになった。そして、古希を迎える年ごろになり、つまり、人生の大半を費やしてほんとうになしとげたいことに思い至った。それは、次節にしたためた「神様のおつかい」である。

「何じゃ、それは」とあっけにとられた読者もいることであろう。要するに、人生について、自分を中心に置いて考える限り、いくら悩んでも、ひとつの結論に達することは不可能ではないか。そう気づいたときに出てきた結論は先に記した「神様のおつかい」だった。

人生の四季を過ごして、そして、秋を迎え、七十歳を迎えるころになって、やっと人生の答えに近づいた。ヒルティの言葉にあったように、人生の意味と目的、その答えに達するのに人生の大半を費やしたことになる。

我が人生の目標は、「神を畏れ、その戒めを守れ」。その手段は、「神様のおつかい」である。

「わたし」として生きる

このように考えることにより、新たな自分と出会うことができた。「自分とはなにか」と問うよりは、世界の中で「自分には何ができるか」と問うことである。

フランクルによると、「人間存在は責任存在である」（本書170ページ「がんとも仲良くなるために」）ということになる。生まれてからの長い歳月を経て、自分がやりたいことをすることよりも自分の役目を果たそうと考えることができるようになった。言い方を変えると、「いかに神に用いられるか」である。前作（『希望という名のホスピスで見つけたこと』）では「キリストの手足になること」と著した。具体的な言い方をすると、『聖書』の別の箇所を引用する。

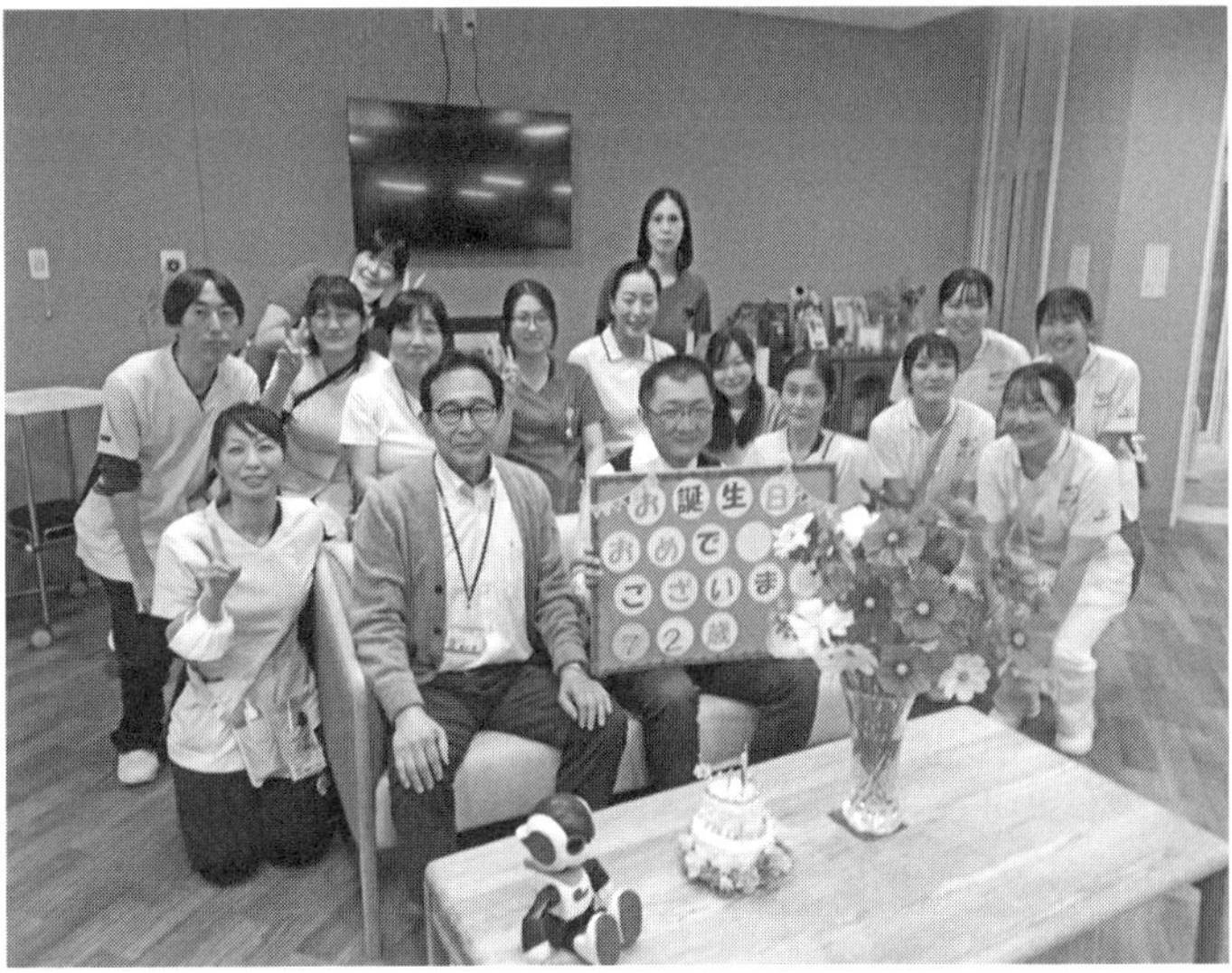

著者の誕生日に病院スタッフと（2023年11月）

喜ぶ者と共に喜び、泣く者と共に泣きなさい（『新約聖書』ローマの信徒への手紙十二章十五節）

ということになる。『聖書』の言葉は、自分の外側にあったときには、自分のあるべき姿として押しつけられたもの、自分を抑え込むものと感じていたが、現在は、自分の内側にあり、真に私を生かす言葉、束縛から解放する言葉となった。

滑稽の中にある温かさ、フーテンの姿をとり、道化の姿をとり、自己を笑い飛ばしながら自己を無化し、一方で冷たい現実を冷徹に見据え、その時代が盲目的にのめり込んでいる誤った価値観を、ユーモアに包んでメタノイア

（回心）に導く、これが二人（著者注：イエス・キリストと寅さん）の姿であった。人間性の喪失、それはイエスの時代も寅の時代も同じである。両者は人間性の回復に生涯をかけたと言っても過言ではない。（米田彰男）

渥美清が演じる寅さんからはここまでは読み取れなかったが、この生き方を参考にしたい。柏木先生のいう「その人の持ち味」（本書117ページ「自分・自分らしさ」）から自然に生まれてくるユーモアや優しさ、温かさを通して、その日その日に出会う目の前の人につきあっていくことができたら、神様のおつかいとして人間性の回復に少しは役立てるかもしれない。

豊かな時を求めて

私の残された日々をどうすごすか、特別に気負うことなく、神様に「おつかい」として使ってもらえたらそれでいいと思っている。

これからも何とかなるだろうという楽天主義なところと、一方で、「このままで終わるはずがない」という自分の生き方を問われるようなこともあろうというおそれもある。そういったときに助けになるのは、信仰と家族ではあるが、これまでの沢山の人たちとの出会いと別れが、私の最期を支えてくれるかけがえがない、大きな力になるのではないかと考えている。

死ぬときに苦しむのではないかという心配はしていない。私もすでに七十年の歳月を生かされた。すでに紹介したように、「人生七十年、健やかであっても八十年」と『聖書』（『旧約聖書』詩編九十編十節）にある。死ぬべく創られている人間が、予定年数まできたのだから、死ぬときに特別苦しむということはあるまい。苦しまずに天国に帰ることであろう。

さて、これからやってみたいこともある。七十歳を過ぎてからピアノの練習を始めた。人生の夏の頃から、秋になって時間ができた時にはピアノが弾きたいと思っていた。今、秋を迎えてその思いを叶えた。思えば五十年前、二十歳の頃に、人生に勇気や夢や憧れを運んでくれた映画、『風と共に去りぬ』、『ある愛の詩』、『卒業』、『白い恋人たち』、『シェルブールの雨傘』、『ひまわり』、『シェーン』、『ベン・ハー』、そしてオードリー・ヘップバーンの映画の数々……これらの映画音楽の中の幾つかを練習している。初級者向けの楽譜に四苦八苦している現状だが、うまく弾けたときには心地よい。その感触というのは、上手く弾けたというだけでなく、自分があの時に夢だった世界が、ピアノの中で現実のものになった充実感なのである。そんなとき、本当に多くの人たちのお陰でここまでこられたことを改めて思う。何とよい人生だったろうという気持ちにさせられる。

これからもピアノの練習を励みたい。今は、初級者向けの楽譜だが、これからは、難易度の高い楽譜にも挑戦してみたい。そして、映画音楽を通して、この私が生きられた時間をもう一度味わってみたい。そうしたら、ピアノへの挑戦は、年老いてからも、もう一度、夢と憧れをもって人生を過ごすことに向かわせてくれるかもしれない。おそらく、何ごとにも代えがたい豊かな時間になることだろう。

【たき火のぬくもり⑯】「いのち」をつなぐ

栗山君は十九歳の高校三年生だった。四年前に骨肉腫で左足を大腿部で切断して、一年遅れで高校に進学した。肺に転移があり、息苦しさのためにホスピスに入院した。

「今、やりたいと思っていることはある？」

「卒業式に行きたい」

聞くとそれは五日後のことであった。息苦しさから横になることもむずかしい状態だったので、片道一時間の道のりを往復できるか疑問だった。ホスピススタッフで検討会をして、私と看護師二名が付き添って行くことにした。

栗山君は高校入学後、これから自分が生きていくために、座ってできる仕事を見つけようとした。そこで、選んだのが音楽関係の仕事で、作曲家を目指せる高校を選んだという。ブラスバンド部に入り、作曲の個人レッスンを受けながら松葉杖を相棒に高校時代を過ごした。

しかし、三年生になってから肺への転移が見つかった。勉学を続けてきたが、呼吸困難が悪化して、卒業式を前にした二月に入院となった。痩せて顔色も悪く、酸素を手放せなかった。

卒業式当日、栗山君は制服に着替え、病棟のスタッフに送られて、介護車に乗り、酸素吸入をして座った状態で高校へ向かった。大勢の卒業生、在校生が校門から幾重にも列を作って拍手で栗山君を迎えた。校長室で卒業証書を受けとった栗山君はスタジアム型ホールに移動して、誇らしげに両手で高々と掲げた。その瞬間、割れんばかりの大歓声と拍手が全校生徒と教職員からわき上がり大きなホールに響きわたった。しばらくは鳴り止まず、続けてブラバンの後輩が先輩の卒業を祝うために心をこめて演奏し、校歌の大合唱で締めくくった。ハンディを背負いながらも高校生活の三年間を全身全霊でやり通した栗山君にエールを贈っていた。感動的な卒業式で付き添っていた私たちも目頭が熱くなった。

ホスピスに戻ってきた後の病室での会話である。

「息苦しくなってきたけれど、ぼくはあとどれくらい生きることができますか」

「今の呼吸の様子をみていると確かにしんどそうにみえるね。これから先のことは誰にもわからないけど…」

栗山君は私の目をジーッと見つめていた。この苦しさをなんとかとしてくれと訴えていた。

「今日は卒業式だったね。次は入学式ということになるけれど、それが迎えられるかどうかわからない」

「えーっ、そんなに少ししか生きられないの。それじゃ、こんなにがんばっていてもしょうがないよ。早く楽にしてください」

それまでは、両親の意向もあって麻薬系の薬剤の使用を控えていたが、卒業式の夜に、はじめてモルヒネを使った。栗山君は翌日の午後までぐっすり眠った。

夕方、病室を訪れると、「楽になった、ありがとう」と右手を差し出してきた。「よかったなあ」と私も右手を差し出して握り返した。前日までと違った、ゆったりとしたすがすがしい表情だった。それから四日後に旅立った。

十九歳という若さで人生を終えたが、大歓声の中で迎えたあの卒業式はまさに人生の卒業式だった。力強くあらん限りの努力で駆け抜けたのであろう。そのことが証明された卒業式だった。

後日、同級生四人が私たちを訪ねてきた。ホスピスのために同級生全員から募った寄付金を持ってきてくれた。「いのち」はこのようにしてつながれていく。

栗山君のことは、拙著『こんなに身近なホスピス』で詳述している。

神様のおつかい

前項で紹介したヒルティの言葉で肩の荷が下りた。人生の意味や目的がわかってきたのは、古希を迎えてからのことである。

その答えは、「神様のおつかい」である。何と大それたこと、身の程知らずと、怒りを買うかもしれない。

「おつかい」とは

「おつかい」のイメージとして、私は子どものおつかいをイメージしている。私の子ども時代の思い出だが、可愛がってくれた祖母から、「市場に行ってお豆腐を買ってきてちょうだい」と小銭とお鍋を持たされて、家から数分で行ける市場に駆けていったことがあった。私にいつも優しくしてくれる祖母からおつかいを頼まれたことに喜びを感じて出かけたときのイメージである。

私自身の頭では、こっちが美味しそうだとか、あっちがお得だとか、どれにしようかと迷わないで、ただ言われた通りのことをすればいいだけだった。それで祖母は喜んでくれた。

子どものおつかいだから、最終的には大人が責任を持つ。すなわち、「おつかい」の中には、私の行動には神様が責任を持ってくれるということも含まれている。

「我処置し、神癒したもう」。これは、十六世紀フランスの外科医アンブロワーズ・パレが残した言葉である。人間は悔いのないように精いっぱいのことをすれば、その後は、神様が引き受けて、良い結果がもたらされるという意味である。「神の前に謙虚になって為すべきことをせよ」ということだ。

このような言い回しは、聞きようによっては無責任に思われるかもしれない。考えてみると、人間の世界に起こることで、絶対確実なことはなにひとつない。私たち人間が必死になって考えて行動しても、思い通りになるわけではない。人間の力には限界があり、力の及ばないところがある。生死の狭間で苦悩する人たちは特にそのことを感じている。「このような病気になったことは天命だ」という言い方をする。そのような人たちに対して、天命を覆すことを人間は計算できるはずがない。結果的に思いの外、寿命が与えられた人もいるが、それは結果論に過ぎない。

「おつかい」という語感の中には、神への絶対的な信頼が含まれている。この信頼感は、「自分とは何か」という大きな謎の中で得た私の自己理解（自分をどのように考えるか）の結果である。それは、「神を畏れ、その戒めを守れ」に尽きる。

ホスピスでは神の力が働く

前作（『希望という名のホスピスで見つけたこと』）に記した「私は神の手足になろうと思っている」という生き方から「神様のおつかい」という言葉が生まれた。

こう思って病者さんにかかわると、不思議なことにとても楽である。自分がなすことのすべてを自分で責任を負わなければならないと考えるとき、個別性を大切にするホスピスケアでは判断に迷うことが多く、なかなか一歩が踏み出せない。しかし、神を畏れ、その戒めを守っている限り、私の行状に対して神が責任を負ってくれる。信の力で病者さんに寄りそうときに、「いのち」の交わりが生まれる。

「神の力は弱いところに現われる」という言葉（『新約聖書』コリントの信徒への手紙　二　十二章九節）がある。自分ができると自己判断したことだけをするのではなくて、神の力に頼りつつ、自分のできなさ、弱さを知って物事に対処していくことが大切なことである。この点については、本書138ページ「ホスピスで生まれる『いのち』」に詳しく記した。

「神様のおつかい」をすることは神に用いられることであり、それによって、神の力が働いて、私が出会う病者一人ひとりに癒やしが、慰めが、救いが与えられるならば、「神様のおつかい」の本懐である。

・先生に会えて生きていてよかった

・最期に先生に会えてよかった
・先生と話しをしていたら気持ちがすっきりとしてきた、くすり以上や
・言葉を選んで話しかけてくれる一言、ひとことに救われます
・心の琴線にふれると涙があふれます
・先生に手を握ってもらいながら死んでいきたい
・ここにきてキリストに出会ったようです

これらはホスピスで病者や家族からいただいた「いのち」の言葉である。上記の言葉は、私に贈られたラストメッセージであった。これらの言葉によって、私は癒され、慰められ、救われている。これらはまさに私の生きていく力である。こちらから病者さんに感謝したい。

私がどのようなかかわりをしたときに、病者さんからこのような言葉が返ってくるのであろうか。医者の仕事として病者のところに行くとき、いっしょに携えて持っていくのは、病者と同じ無力さ、弱さ、できなさである。自分であれこれ考えずに、ただ、神様につかわされて病者のそばにともなうだけである。

その結果として、病者から先ほどのような言葉をいただくということは、やはり、神様がそこに働いているとしか言いようがない。神様以外にはあり得ないことである。癒やし、慰め、救いを全部合わせ持つのは、宇宙に漲る無限のエネルギー、言い換えると、神でしかな

い。

「人はひとりでは生きられない、ひとりでは死ねない」。何度もしたためた言葉であるが、これがホスピス医の実感である。「神様のおつかい」として、病者をひとりにさせないこと、たとえ、その場にいなくても、目には見えなくても、共にいることを感じてもらえたらと願う。神がともなっていることをわずかでも感じてもらいたい。

神様の癒やし、慰め、救いをとどけることができれば、これこそが「わたし」として、わが人生に生きる意味を与えてくれる。

私のこの七十二年の歩みは、神が仕組まれたことなのだ。言うなれば、神の作ったシナリオに従って生きてきたまでである。そう思えるようになったとき、自分のなすべきことに迷いはなくなった。自分の力で答えを得ようとする知の世界に答えはなく、自分を明け渡したとき、信の世界に答えが用意されていた。

頭の整理はできた。

さあ、神がよしとするまで、「おつかい」に励むとしよう。

参考・引用文献（初出のみ記す）

I－1

細井順『こんなに身近なホスピス』風媒社、二〇〇三年

I－2

ユヴァル・ノア・ハラリ　柴田裕之訳『ホモ・デウス（上）――テクノロジーとサピエンスの未来』河出書房新社、二〇一八年

日本医師会雑誌第一四八巻第一号『特集終末期患者の医療』日本医師会、二〇一九年

森岡恭彦『医の倫理と法――その基礎知識――』南江堂、二〇〇四年

村上陽一郎『死ねない時代の哲学』文芸春秋、二〇二〇年

国立がん研究センター研究所編『「がん」はなぜできるのか』講談社、二〇一八年

柏木哲夫『癒しのターミナルケア』最新医学社、二〇〇二年

鷲田清一『「聴く」ことの力』TBSブリタニカ、一九九九年

河合隼雄／鷲田清一『臨床とことば』TBSブリタニカ、二〇〇三年

野家啓一『はざまの哲学』青土社、二〇一八年

柳田邦男『言葉の力、生きる力』新潮社、二〇〇二年

柏木哲夫『柏木哲夫とホスピスのこころ』春陽堂書店、二〇二〇年

ミルトン・メイヤロフ　田村真・向野宣之訳『ケアの本質――生きることの意味――』ゆみる出版、一九八七年

エーリッヒ・フロム　佐野哲郎訳『生きるということ』紀伊國屋書店、一九七七年
V・v・ヴァイツゼカー　木村敏訳『パトゾフィー』みすず書房、二〇一〇年
木村敏『自分ということ』筑摩書房、二〇〇八年
柏木哲夫『「生きざま」こそ人生――「ありがとう」と言って逝くための10のヒント』朝日新聞出版、二〇一一年
V・E・フランクル 山田邦男監訳『人間とは何か――実存的精神療法』春秋社、二〇一一年）
C・v・ヴァイツゼッカー　小杉尅次／新垣誠正訳『人間とは何か――過去・現在・未来の省察』ミネルヴァ書房、二〇〇七年

I―3

柏木哲夫『定本ホスピス・緩和ケア』青海社、二〇〇六年
Oxford Textbook of Palliative Medicine 2nd edition, Oxford University Press, 1998
細井順『希望という名のホスピスでみつけたこと――がんになったホスピス医の生き方論――』いのちのことば社、二〇一四年
若松英輔『悲しみの秘儀』文芸春秋、二〇一九年
柏木哲夫『死にゆく患者の心に聴く――末期医療と人間理解――』中山書店、一九九六年
村上陽一郎『〈死〉の臨床学』新曜社、二〇一八年
エーリッヒ・フロム　懸田克躬訳『愛するということ』紀伊國屋書店、一九五九年
小原信『ホスピス――いのちと癒しの倫理学』筑摩書房、一九九九年
細井順『死をおそれないで生きる――がんになったホスピス医の人生論ノート――』いのちのことば社、二〇〇七年

Ⅱ－1
岡本哲雄『フランクルの臨床哲学――ホモ・パティエンスの人間形成論――』春秋社、二〇二二年
マルティン・ハイデッガー　細谷貞雄訳『存在と時間』筑摩書房、一九九四年
轟孝夫『ハイデガー「存在と時間」入門』講談社、二〇一七年
小林司『「生きがい」とは何か――自己実現へのみち――』日本放送協会、一九八九年
鷲田清一『じぶん・この不思議な存在』講談社、一九九六年
池田晶子『あたりまえなことばかり』トランスビュー、二〇〇三年
磯野真穂『他者と生きる――リスク・病い・死をめぐる人類学――』集英社、二〇二二年
V・E・フランクル　霜山徳爾訳『夜と霧――ドイツ強制収容所の体験記録――』みすず書房、一九六一年
井筒俊彦『意識と本質――精神的東洋を索めて――』岩波書店、一九九一年
梅原猛『人類哲学序説』岩波書店、二〇一三年
吉本隆明『〈非知〉へ――〈信〉の構造「対話編」――』春秋社、一九九三年
窪寺俊之『スピリチュアルケア研究――基礎の構築から実践へ――』聖学院大学出版会、二〇一七年
ロビン・ダンバー　小田哲訳『宗教の起源――私たちにはなぜ〈神〉が必要だったのか』白揚社、二〇二三年

Ⅱ－2
鳶野克己『「生きること」をめぐる人間学的断想』立命館文学第六七〇号、二〇二一年
鳶野克己『「かけがえがない」とはどういうことか』、鳶野克己編人間を生きるということ、文理閣、二〇一六年

若松英輔『日本人にとってキリスト教とは何か――遠藤周作『深い河』から考える――』ＮＨＫ出版、二〇二一年
柳田邦男『「人生の答え」の出し方』新潮社、二〇〇四年
竹内整一『魂と無常』春秋社、二〇一九年
吉本隆明／河合隼雄／押田成人／山折哲雄『思想としての死の準備――いのち・ホスピス・ことば――』三輪書店、一九九三年
窪寺俊之『死とスピリチュアルケア論考』関西学院大学出版会、二〇一九年
吉本隆明『ほんとうの考え・うその考え――賢治・ヴェイユ・ヨブをめぐって――』春秋社、一九九七年
木村敏『関係としての自己』みすず書房、二〇〇五年
上田閑照／八木誠一『イエスの言葉／禅の言葉』岩波書店、二〇一〇年

Ⅲ－１
Ｅ・キュブラー・ロス　鈴木晶訳『死、それは成長の最終段階――続死ぬ瞬間――』中央公論新社、二〇〇一年
中西進『辞世のことば』中央公論新社、一九八六年
神谷美恵子『生きがいについて』みすず書房、一九八〇年

Ⅲ－２
ヒルティ　草間平作・大和邦太郎訳『眠られぬ夜のために第一部』岩波書店、一九七三年
米田彰男『寅さんとイエス』筑摩書房、二〇一二年

おわりに

在宅でのホスピスケアを推進するために、ヴォーリズ記念病院ホスピスを二〇一七年末に辞した。自宅ならば、納得した死、「いのち」の誕生をより自然な中で迎えられるだろうと考えていた。だが、耳にしていたほどのよい看取りは経験できなかった。

それから、都会の真ん中にある緩和ケア病棟で、「いのち」のケアを目指したが、現代の医療システムにきっちりと組み込まれたホスピス緩和ケアは緩和ケア内科へと姿を変えていた。そんな思いを抱きながら過ごしていたところ、吐血と下血（血便）に見舞われた。診断は胃ジストという悪性腫瘍だった。手術を受け、一月間仕事を休むことになった。

この間に、『湖畔の声』（伝道のためにウィリアム・メレル・ヴォーリズが創刊した近江兄弟社の月刊誌の名称）が響いてきた。琵琶湖の方から聞こえてくるその声に導かれて二十一年一月から再びヴォーリズ記念病院ホスピスに戻った。これも神の計画の中だったのだろうか。若かりし頃に涙したあの放蕩息子のたとえ話（『新約聖書』ルカによる福音書十五章十一節）が思い出された。

十年前から、母校大阪医科大学（現大阪医科薬科大学）で、一年生に『死にゆく人の苦しみと医療』と題した講義をしている。人間は死すべき存在であり、その苦しみを緩和する医療は、時代がどのように変化しようとも、医学の主流ではないが忘れてはならない本流である。日進月歩の医学の中で、私がこうして用いられていることに、重い責任を感じる。また、大変光栄なことでもある。私より半世紀後れで入学した後輩たちと同じテーマを論ずることにより、私自身の人生の質は大いに上がっていることに感謝したい。

どんな人にも充実した幸福な人生を全うしてもらいたいという願いをこめて、病者さんのお顔を思い出しながらペンを走らせた。拙文であることを恥ずかしく思うが、読者の皆様の生きる悲しみが少しでも和らぎ、愛《かな》しみへと変わるならば望外の喜びである。

本書は、私がこれまでにお出会いした人たちとのあいだで交わされた「いのち」が結実してできあがった。それは偶然の出会いではあったが、すべては意味のあることだった。

私に生きていく力をくださった病者さん・ご家族お一人おひとりに深甚なる感謝を申し上げます。また、共に祈り、共に悩み、共に労して、その場の喜びや悲しみを分かち合ってきたホスピスの同労者諸氏に心からの謝意を表します。

本書の出版にあたり、著者と「いのち」でつながり、一方ならぬご助力をいただいた風媒社編集部林桂吾氏に厚く御礼を申し上げます。

妻には、結婚後の四十五年とそれに遡ること十年のかけがえがない愛に対して、「ほんとにありがとう」と手を合わせるしかないことを最後に記しておこう。

二〇二四年二月

細井順

［著者紹介］
細井 順（ほそい・じゅん）
公益財団法人近江兄弟社ヴォーリズ記念病院ホスピス医師。
1951年岩手県盛岡市にてクリスチャン医師の家庭に生まれる。78年大阪医科大学（現大阪医科薬科大学）卒業。その年に結婚。子3人孫4人。
自治医科大学消化器一般外科にて医者人生をスタート。95年父親を胃がんで亡くし、翌年からホスピス医として淀川キリスト教病院で学ぶ。98年から2002年まで愛知国際病院、その後2017年までヴォーリズ記念病院に勤務。04年腎がんで右腎摘出術を経験。12年、同病院ホスピス希望館を舞台にしたドキュメンタリー映画「いのちがいちばん輝く日～あるホスピス病棟の40日～」（溝渕雅幸監督）を制作。20年胃ジストにて2度目のがん手術を経験し、21年から現職。
現在、70歳を過ぎてもまだ生きている自分を顧みつつ、あたたかみのある人間学的終末期医療をめざして病者さんのかなしみにつきあっている。
著書：『こんなに身近なホスピス』、『死をおそれないで生きる～がんになったホスピス医の人生論ノート～』、『希望という名のホスピスで見つけたこと～がんになったホスピス医の生き方論～』等

装幀／三矢千穂

ひとりでは死ねない　がん終末期の悲しみは愛《かな》しみへ

2024年4月20日　第1刷発行　（定価はカバーに表示してあります）

著　者　　細井 順

発行者　　山口 章

発行所　名古屋市中区大須1丁目16番29号　電話 052-218-7808　FAX052-218-7709　http:／／www.fubaisha.com／　風媒社

乱丁・落丁本はお取り替えいたします。　＊印刷・製本／シナノパブリッシングプレス

ISBN978-4-8331-1157-7